Practice Makes Perfect

Préparation à la LCA à partir d'un article en langue anglaise – ECNi

Lecture critique d'articles de recherche en langue anglaise : Médecine, Biologie, Sciences de la santé

Félicie Pastore
Agrégée de l'Université
Professeur d'anglais honoraire
Faculté de médecine Toulouse Purpan
Université Toulouse III-Paul Sabatier

Docteur Maryse Lapeyre-Mestre
MCU-PH
Faculté de médecine Toulouse Purpan
Université Toulouse III-Paul Sabatier

Professeur Pierre-Antoine Gourraud
PU-PH Faculté de Médecine Université de Nantes
Associate Professor School of Medicine
University of California at San Francisco

ellipses

Les auteurs remercient chaleureusement pour leur relecture attentive, leur expertise et leurs encouragements amicaux :

– les enseignantes d'anglais des facultés de médecine de Créteil, Nancy, Nice et Toulouse, Claire-Lise Chevalley, Sylvia Bylinski-Bronowicki, Sylvia Morgan et Virginia Clark ;

– les Docteurs Vanina Bongard, Adeline Gallini, Vincent Guion (Université Paul Sabatier Toulouse 3), Brice Leclère (Université de Nantes) et le Professeur Joëlle Micallef (Université d'Aix-Marseille).

Ils remercient également les éditeurs des revues médicales pour leur autorisation d'utilisation des extraits et articles cités ou reproduits dans cet ouvrage.

Chez le même éditeur

Pastore F., *How Can I Help You Today? Guide de la consultation médicale et paramédicale en anglais*, avec fichiers sonores, 2015.

Pastore F., *How to? Kit de survie pour la communication écrite et orale en anglais médical*, avec fichiers et diaporamas sonores, 2014.

Pastore F., *Can You? Testez vos connaissances en anglais de la santé* – Annales corrigées de la Faculté de médecine Toulouse Purpan, 2013.

Pastore F., *Hear That? Compréhension de l'oral et prise de notes* – Cours, conférences, congrès – Anglais professionnel pour les sciences de la santé avec fichiers sonores, 2013.

Carnet D., Morgan S. & Pastore F., *L'Anglais pour la santé. Exercices d'appropriation de la langue à visée professionnelle*, 3e édition avec enregistrements sonores de prononciation et diaporamas sonores de grammaire, 2013.

Carnet D., Charpy J.-P., Pastore F. & Steinmetz E., *Préparer son séjour d'étude ou de recherche en pays anglophone*, 2004.

ISBN 9782340-013827

32, rue Bargue 75740 Paris cedex 15

www.editions-ellipses.fr

Préface

Anatole France (1844-1924) écrivait : *« La langue française est une femme. Et cette femme est si belle, si fière, si modeste, si hardie, touchante, voluptueuse, chaste, noble, familière, folle, sage, qu'on l'aime de toute son âme, et qu'on est jamais tenté de lui être infidèle ».* On a pu répondre, de façon malicieuse, à cette belle citation que *« sans langue française, il n'y aurait jamais eu de French Kiss » !* C'est qu'au fil du temps, dans les relations diplomatiques ou politiques, mais aussi en science et en médecine, la langue de Shakespeare a supplanté celle de Molière ou Racine. Désormais, la quasi-totalité des communications et publications scientifiques et médicales s'effectue en anglais.

On déplore trop souvent le faible niveau de nos compatriotes en anglais, ce qui peut expliquer parfois la faible ou la trop tardive transposition dans notre pays des actualités médicales. Dans les congrès internationaux, les orateurs français restent encore trop souvent insuffisamment représentés... Lequel d'entre nous n'a pas été dérouté par un texte d'article en ayant des difficultés à en saisir la subtilité ? Quel médecin par ailleurs ne s'est pas trouvé à la peine face à un patient expliquant en anglais ou en américain ses plaintes et symptômes ? Comment saisir pleinement la subtilité de sa détresse et de sa souffrance ?...

Conscientes de ces difficultés, les Facultés de Médecine de France ont introduit depuis plus de dix ans un enseignement d'anglais dès les premières années des études. Cet enseignement pratique, vivant, adapté à la future pratique médicale est très apprécié des étudiants.

Cet enseignement, qui est un enrichissement de la formation médicale, se continue tout naturellement dans le second cycle des études médicales, notamment dans l'unité d'enseignement UE 12 intitulée « Formation Générale à la Recherche ». Il s'agit alors de la Lecture Critique d'Articles (LCA). Cette LCA reposera (ou repose déjà) sur l'analyse d'articles tirés des revues internationales et donc rédigés en anglais. La LCA tient désormais

une place majeure dans l'ECNi (Examen Classant National informatisé, alias concours d'internat) puisqu'elle correspond à 10% de la note finale !
C'est dire que l'initiative de Félicie Pastore, professeur agrégée d'anglais honoraire à la Faculté de médecine de Toulouse Purpan est plus que bienvenue. Avec l'aide du Docteur Maryse Lapeyre-Mestre, MCU de Pharmacologie médicale à la Faculté de médecine de Toulouse, et du Professeur Pierre-Antoine Gourraud de la Faculté de médecine de l'université de Nantes, également *Associate Professor* du Département de neurologie de la *School of Medicine* de l'université de Californie à San Francisco, elle livre un document magistral qui aidera tous ceux qui souhaitent optimiser leur maniement de la langue de Shakespeare : étudiants préparant l'épreuve de LCA, enseignants cherchant à améliorer leurs connaissances et leur pratique en restant soucieux de transmettre à leurs élèves, internes déjà diplômés préparant un master ou une conférence d'internat de LCA, professionnels de santé cherchant à combler leurs obligatoires insuffisances en anglais et en LCA.

Les différentes parties de cet excellent ouvrage sont bien équilibrées, toutes utiles et de grande actualité : les « aspects linguistiques » aideront les moins confirmés comme aussi les plus chevronnés ; le chapitre « méthodologie » sera une référence pour l'enseignement et les « tests pratiques » permettront à l'étudiant ou au professionnel de santé de s'entrainer sur des documents validés par des enseignants de l'UE 12, chevronnés et compétents.

Once again, thank you and congratulations to the authors, full success to all students and researchers! Good luck!

Professeur Jean-Louis Montastruc
Membre de l'Académie nationale de médecine
Professeur de Pharmacologie médicale à la Faculté de médecine de Toulouse
Pharmacologue des Hôpitaux de Toulouse
Université Paul Sabatier Toulouse 3

Table des matières

Avant-propos

Cet ouvrage a pour objectif de fournir aux étudiants en sciences de la santé (biologie, kinésithérapie, maïeutique, médecine, médecine vétérinaire, odontologie, pharmacie, soins infirmiers) et à tous ceux qui préparent un Master Recherche en Sciences du Vivant – qui, tous, ont à lire des articles de recherche en anglais – un outil de facilitation qui leur mette le pied à l'étrier et les habitue dès le début de leurs études à dépasser leur appréhension en leur donnant l'occasion de se prouver qu'ils sont capables de comprendre les articles publiés en anglais et de se servir de ce qu'ils ont ainsi appris.

La première partie de l'ouvrage est plus particulièrement destinée à ceux qui, jusqu'ici, redoutaient d'avoir à lire un article en anglais :
– elle propose une méthodologie de lecture rapide, attire l'attention sur les difficultés lexicales, morphologiques et syntaxiques communément rencontrées par les lecteurs francophones ainsi que la façon de les résoudre, et offre des exercices d'application corrigés ;
– elle fournit la liste, assortie de sa traduction, des mots les plus fréquemment employés dans chacune des parties de l'article de recherche, et propose des exercices d'application également corrigés.

Cet entraînement permettra à tous ceux qui doivent écrire une note de synthèse pour l'obtention d'un diplôme à partir d'articles majoritairement écrits en anglais de s'acquitter de cette tâche avec aisance.

L'ensemble des étudiants en médecine seront intéressés à améliorer la rapidité et la pertinence de leur lecture afin de se préparer au mieux à la nouvelle épreuve de Lecture Critique d'Article (LCA) qui, dans le contexte de la réforme de l'Examen Classant National (ECN), pourra être proposée à partir d'un article de recherche clinique ou de recherche plus fondamentale de biomédecine en langue anglaise.

Enfin, les professionnels de santé en exercice trouveront une aide efficace pour lire les résultats d'études qui ne sont pas encore traduites en français, afin de pratiquer une médecine fondée sur des données probantes et offrir ainsi à leurs patients les meilleurs soins.

La deuxième partie de l'ouvrage est centrée sur la méthodologie de lecture critique des études de Médecine, Biologie et Sciences de la santé en langue anglaise, et les difficultés que posent la méthodologie de la recherche et les aspects biostatistiques pour évaluer l'adéquation entre le plan d'étude et la question de recherche, les résultats présentés et l'interprétation qui est faite.

Il s'agit d'apprécier :

– le type d'étude, la réplication, la taille effective de l'échantillon ;

– la méthodologie : les critères de jugement, l'insu, la qualité de la mesure ;

– les éléments biostatistiques : les choix d'indicateurs d'effet, les modèles d'évaluation de la significativité statistique.

Ce chapitre est complété par une méthodologie d'examen systématique des forces et des faiblesses de l'article. L'objectif est de présenter les éléments incontournables pour réaliser de façon optimale la lecture critique d'un article scientifique, et de donner les clés sur la façon de procéder pour la lecture critique d'articles dans le cadre des épreuves de l'ECNi.

Il s'agit :

– de vérifier si les objectifs ont été définis avec pertinence et ont été traités ;

– de vérifier la validité de l'étude du point de vue interne (identification et prise en compte des biais) aussi bien que du point de vue externe (comparaison des résultats avec les connaissances antérieures) ;

– d'apprécier la signification clinique des résultats, la quantité d'effet et l'impact sur les connaissances et/ou la pratique clinique.

La troisième partie de l'ouvrage propose des tests « grandeur nature » de ce que pourra être l'épreuve de LCA à l'ECNi.

À tous, les auteurs souhaitent un très bon travail et une pleine réussite !

Première partie – Aspects linguistiques

Chapitre 1 : Acquérir une méthodologie de lecture rapide

Pour rester à niveau, chaque professionnel de santé se doit de lire très régulièrement les études présentant les avantages et les risques des avancées thérapeutiques pour les patients. Il s'agit d'études de cas, d'essais cliniques ou de méta-analyses regroupant les données de nombreuses études, publiés pour la plupart en anglais. Chaque semaine, ce sont plus de 12 000 nouveaux articles, dont plus de 300 essais contrôlés randomisés, qui viennent grossir la base de données MEDLINE.

Cette masse d'informations nouvelles s'ajoute à la multiplicité des charges professionnelles courantes. Le temps manque et le choix qui se présente est soit d'ignorer les progrès de la médecine – mais qui peut s'y résoudre ? En tout cas pas les patients ! – soit de mettre en place une façon de lire qui permette de repérer et dégager les informations essentielles en un temps record.

Seule une méthodologie adaptée et une pratique progressive et régulière de la lecture d'articles en anglais permettent d'atteindre la compétence nécessaire pour le faire. Souvenez-vous, *practice makes perfect*, c'est à dire « C'est en forgeant… » !

On dit souvent qu'on lit « en diagonale ». Mais qui peut décrire précisément ce qu'il entend par cela ? Comment être sûr que ce que nous appelons lecture « en diagonale » nous permet d'appréhender le texte dans sa richesse et sa complexité, sans aucun contre-sens et sans aucune omission ?

Existe-t-il des caractéristiques de la lecture « en diagonale », qui permettent de s'approprier le contenu d'un article, d'en saisir à la fois le sens explicite et le sens implicite, de ne pas se contenter de rester à la surface du sens ? Peut-on dégager quelques outils efficaces pour pratiquer cette lecture « en diagonale » de façon sûre et…exhaustive ?

C'est ce que se propose d'explorer ce chapitre, avant d'aborder la Lecture Critique d'Article elle-même.

Pourquoi lit-on ? Comment lit-on ?

La raison pour laquelle on lit détermine la façon dont on lit. On ne lit pas pour les mêmes raisons donc pas de la même manière un poème, un roman, un magazine, le journal ou un article de recherche.

Ce qui nous intéresse ici est la lecture de documents professionnels, qu'il s'agisse d'un éditorial, d'un cas clinique ou d'un article de recherche clinique ou fondamentale.

Demandons-nous donc pourquoi on lit ces documents, c'est à dire plutôt *pour en faire quoi* ? En général, pour s'approprier de nouvelles connaissances, et quelquefois pour comparer des connaissances déjà acquises à de nouvelles données. Voici plusieurs techniques de lecture cohérentes avec ce but.

Effectuer une recherche par mots clés :
Lorsqu'on fait une recherche dans une base de données, on vise bien sûr les mots clés des articles traitant du sujet qui nous occupe. Puis on lit les *abstracts* pour savoir s'il est utile de lire l'article en entier. On effectue donc du repérage ciblé.

Créer une attente et lire pour trouver des réponses :
Quelle que soit la nature du texte que l'on a devant soi, dès le titre et avant même de se lancer dans la lecture des paragraphes, il est très utile de mobiliser les connaissances que l'on a sur le sujet en se demandant : *Qu'est-ce que je connais déjà sur ce sujet ? Qu'est-ce que je souhaite apprendre ?* En effet, cette démarche « d'évocation » permet de créer un cadre mental pour donner un but à sa lecture – confronter les connaissances nouvelles aux connaissances déjà acquises – et de mieux retenir ce qu'on lit car il est alors facile de le relier immédiatement à ses propres connaissances antérieures.

Créer une image mentale précise du texte avant d'entreprendre la lecture :
La seconde technique consiste à mettre en œuvre une tactique adéquate pour ne pas être découragé par la longueur de certains articles. En effet, lorsqu'on pense mal maîtriser la langue anglaise on peut être facilement découragé par ce qui parait être un marathon, et bon

nombre d'étudiants s'arrêtent après avoir lu une ou deux pages – voire une ou deux colonnes ! Il s'agit de créer une image mentale précise de l'article avant même de le lire.

Comment créer cette image mentale :

Quels éléments avons-nous à notre disposition pour créer cette image mentale précise, qui sera une bouée, une ligne de vie nous permettant de traverser l'océan de mots jusqu'à la dernière ligne du dernier paragraphe ?

Il convient tout d'abord d'observer le paratexte, c'est-à-dire tout ce qui est autour du texte, le titre, les illustrations, puis la mise en page, les intertitres et la typographie qui met en évidence les grandes articulations du texte.

Nous développerons ci-dessous les techniques de *skimming* (écrémage), *scanning* (repérage ciblé), nous nous intéresserons aux marqueurs de discours, et dans le cas d'un article de recherche aux figures et tableaux, ainsi qu'aux différentes sections qui permettent de localiser rapidement l'information.

Les techniques de lecture rapide

1– *Skimming*, l'écrémage…

Il s'agit de parcourir des yeux le document pour mettre à jour l'organisation d'ensemble.

On peut utilement copier les éléments retenus sur une fiche, ce qui permet d'objectiver la structure et de ne pas se laisser décourager par la longueur de l'article. Cet exercice prend un peu de temps mais en fait gagner beaucoup, surtout lorsqu'on doit réviser ensuite ce qu'on a lu ou lorsqu'on est interrompu dans sa lecture.

Il convient de se focaliser tout d'abord sur les éléments visuels :
– le titre bien sûr (il indique le thème de l'article) et les illustrations (images, données chiffrées, tableaux, schémas, graphiques, histogrammes) ;
– mais surtout le sous-titre (dans le cas d'articles de presse), qui est en réalité un résumé lapidaire de l'article ;
– les éléments typographiques (caractères en gras ou en italique) ;
– la répartition des paragraphes : chaque paragraphe d'un texte bien écrit en anglais développe une seule idée. En général, cette idée est exposée dans les 2 premières lignes du paragraphe, puis elle est expliquée avant que des exemples ne viennent l'illustrer. Numérotez les paragraphes, vous serez assuré de ne rien oublier si vous avez à rédiger un résumé ou une contraction de texte. Si le paragraphe commence par un exemple, la phrase maîtresse (*topic sentence*), qui organise tout le paragraphe, est au milieu, voire à la fin si le paragraphe est très long. Soyez confiant, elle est toujours facile à repérer, il suffit que vous pensiez à la chercher !
– enfin les éléments linguistiques porteurs d'information : les noms, les dates, les chiffres qui renseignent sur qui/quand/combien, les marqueurs de discours qui structurent le texte et le paragraphe, les mots de liaison qui signalent les rapports logiques à l'intérieur de la phrase, enfin les modaux qui donnent le point de vue du rédacteur de l'article.

Le but de cette étape est de vous permettre de lire vite tout en lisant utile, c'est-à-dire en assimilant ce que vous lisez.

Dans le cas d'un article de recherche, avant d'entreprendre la lecture, observez et relevez :

– le titre, et particulièrement ce qui suit les « : », qui vous renseignera sur le type d'étude ;
– les auteurs, pour savoir qui engage sa responsabilité ;
– l'*abstract*, dont la forme dépend de chaque revue ;
– les illustrations, tableaux, schémas, graphiques, histogrammes, qui donnent le détail des résultats obtenus ;
– la structure IMRAD (acronyme de *Introduction, Materials & Methods, Results And Discussion*), en vous rappelant que les noms et le nombre de sections dépendent de chaque revue, dont les « Instructions/Recommandations aux auteurs » sont consultables en ligne.

Vous devrez bien sûr lire ensuite le détail de l'article, en vous concentrant particulièrement sur les sections « Matériels et Méthodes » et « Discussion » pour faire une Lecture Critique, ce qui sera développé dans les parties suivantes de cet ouvrage.

Récapitulatif

Skimming : dégagez l'organisation d'ensemble de l'article en vous focalisant sur

- ✓ Le titre, le sous-titre (d'un article de presse)
- ✓ Les illustrations (tables et figures)
- ✓ La typographie
- ✓ Le nombre de paragraphes
- ✓ Les 1er et dernier paragraphes
- ✓ La 1re phrase de chaque paragraphe
- ✓ Les dates, les noms propres

Lors de votre deuxième lecture globale, vous pouvez continuer à utiliser cette technique en laissant tout d'abord vos yeux courir sur le paragraphe à la recherche :

– **des majuscules**, qui vous signaleront le début de chaque phrase, donc le groupe sujet car la phrase anglaise commence quasiment toujours par le groupe sujet – la phrase est une histoire qui raconte *qui fait quoi* dans l'ordre, alors que le français commence volontiers par des considérations de cause, de circonstances, de temps ou de lieu. Pour repérer dans le groupe sujet son noyau, vous chercherez des yeux le groupe verbal en vous assurant de l'accord (singulier ou pluriel) entre le noyau du sujet et le verbe, ce qui vous aidera à comprendre rapidement les phrases longues qui sont souvent difficiles à saisir pour des francophones. De même vous apprendrez à laisser glisser dans un premier temps ce qui se trouve entre parenthèses, pour y revenir en détail une fois que vous aurez saisi *qui fait quoi* (voir pages 25-26) ;

– **des marqueurs de discours** (marqueurs de transition, conjonctions, mots de liaison, adverbes de temps etc.) qui sont des indicateurs précieux sur l'organisation logique du texte. Ils ont deux fonctions dans un texte :

1– ils structurent le texte et permettent ainsi de dégager immédiatement les rapports entre ses différentes parties ;

2– ils annoncent les relations logiques à l'intérieur de la phrase. Ils renseignent alors sur les rapports de cause, de conséquence, permettent de préciser la pensée, de reformuler, de développer, de marquer une relation temporelle etc.

Les repérer systématiquement peut donc faire gagner beaucoup de temps. Lorsque vous lisez « *First* », laissez courir vos yeux sur le texte à la recherche de « *Then* » ou « *Second* », puis de « *Third* » ou « *Last* » et ainsi de suite. Cela vous permettra de mettre immédiatement en évidence la cohésion du texte. Pourquoi d'ailleurs ne pas surligner ces termes, au stabilo si vous avez imprimé l'article ou directement à l'écran, avant même de commencer votre lecture détaillée ?

Cela vous permettra d'appréhender immédiatement les rapports établis entre les différents éléments, que ce soit au niveau de la structure de l'ensemble, au niveau du paragraphe ou au niveau de la phrase.

- **Les principaux marqueurs de transition qui signalent les différentes parties du discours**

Début	*(At) First, First of all, In the first place* *To begin with, To start with*	Tout d'abord
Continuation	*Secondly, Thirdly, In the second/third place* *Subsequently, Next, Then*	Deuxièmement, Troisièmement, Ensuite, Puis
Digression	*Incidentally*	À propos
Conclusion	*Last, In conclusion, Finally*	Enfin

- **Les adverbes qui marquent les relations à l'intérieur du paragraphe ou de la phrase.** Voici les plus courants, classés selon la relation logique qu'ils établissent. Vous connaissez certainement la plupart d'entre eux. Surlignez ceux que vous ne connaissiez pas jusqu'ici.

Analogie	*likewise/similarly* (de même)
Ajout	*also* (aussi, également), *furthermore* (en outre)
Cause	*as/because/for/since* (comme, étant donné que), *due to/because of/ owing to* (à cause de), *thanks to* (grâce à)
But	*to/in order to/so as to* (pour/afin de), *for fear that* (de peur que)
Conséquence	*accordingly/consequently* (par conséquent/en conséquence), *hence* (d'où), *then* (alors), *therefore* (donc), *thus* (ainsi, de cette façon)
Contraste	*instead of* (au lieu de, plutôt)
Condition, Concession, Restriction	*although/though* (bien que), *as/so long as* (si/tant que), *despite/in spite of* (malgré), *even if* (même si), *if* (si), *however* (toutefois), *in case* (au cas où), *nevertheless* (néanmoins), *on condition that/provided that/providing that* (à condition que), *unless* (à moins que), *whether...or* (si...ou), *still/yet* (cependant)
Exemple	*e.g.* (par exemple), *i.e.* (c'est-à-dire)
Opposition	*but* (mais), *but for* (sauf), *contrary to* (au contraire de...), *contrariwise/conversely/on the contrary* (inversement/au contraire), *however* (cependant), *otherwise* (autrement), *unlike...* (à la différence de...), *whereas/while* (alors que/tandis que)
Temporalité	*after* (après que), *as* (au moment où), *as long as* (tant que), *as soon as* (dès que), *before* (avant que), *henceforth* (désormais, dorénavant), *no sooner...than* (pas plus tôt), *once* (une fois que), *previously* (précédemment), *prior to* (avant), *recently* (récemment), *since* (depuis, depuis que), *so far* (jusqu'à présent), *subsequently* (ensuite, ultérieurement), *then* (puis), *till/until* (jusqu'à ce que), *to date* (jusqu'à maintenant), *while/whilst* (pendant que)

- **Attention aux mots suivants :**

Vous risquez de ne pas comprendre la phrase si vous ne connaissez qu'un seul de leurs sens…

Tous ces exemples proviennent des articles dont les références sont données dans le chapitre 4.

Anglais	Français	Exemples
as	comme (comparaison) comme (cause)/étant donné que alors que/au moment où	*The further 13.0% reduction of the primary endpoint by losartan in our trial should be seen* ***as*** *an incremental benefit* *The antibiotic was changed* ***as*** *the patient did not respond* *Unfortunately, the treatment was discontinued* ***as*** *the patient was getting better*
for	car depuis (present perfect) pendant (past) pour	***For*** *he's a jolly good fellow* (chanson populaire) *The treatment has been used* ***for*** *decades* (**est** utilisé **depuis** des décennies) *It was used* ***for*** *decades* (**a été** utilisé **pendant** des décennies) *Hypnotics are indicated* ***for*** *treating insomnia symptoms*
since	puisque depuis	*A 25% further reduction in stroke with losartan is important* ***since*** *stroke is a major cause of death.* […] *This result is encouraging* ***since*** *reduction of heart rate is thought to contribute to the cardioprotective properties of ß-blockers* ***Since*** *the system was introduced into clinical practice in January 1998, there have been 12.2 hours (0.07%) of unscheduled downtime, including failures of the hospital network*
so that	pour que, de façon que (but) si bien que, de sorte que (conséquence)	[…] ***so that*** *the patient can be transferred to a different hospital* […] ***so that*** *the patient was transferred to a different hospital*
still	encore néanmoins, cependant	*the treatment was* ***still*** *active at the date of the diagnosis of dementia* ***Still****, the results must be confirmed*
while	pendant que alors que, tandis que	***While*** *patients were preparing for surgery, baseline samples were collected* ***While*** *the acute deleterious effects of benzodiazepines on memory and cognition are well documented, the possibility of an increased risk of dementia is still a matter of debate*
yet	(pas) encore cependant, pourtant	*We have* ***not yet*** *examined the effect of the introduction of the system on patient outcomes…* ***Yet*** *debate continues on whether and how the federal government should restrict the use of medications with unacceptable risks*

2– ***Scanning,*** le repérage ciblé…

Une fois que vous vous êtes approprié la structure de l'article, ou selon vos besoins avant même de le faire, comme nous l'avons déjà évoqué à la page 10, lors de la recherche dans une base de données, vous pouvez utiliser une deuxième technique, le repérage ciblé, en cherchant des informations spécifiques dans les parties de l'article où vous savez que vous allez les trouver, et en vous concentrant exclusivement sur ces informations.

❖ Ce signe indique ci-après les titres des articles pris comme exemples.

Pour la Lecture Critique d'Article médical ou biomédical, ce sera en particulier le cas :

1. **pour déterminer le plan de l'étude**, information le plus souvent contenue dans le titre :

❖ Hypnotics and mortality in an elderly general population: **a 12-year prospective study**
http://www.biomedcentral.com/1741-7015/11/212

❖ Benzodiazepine use and risk of Alzheimer's disease: **case-control study**
http://www.bmj.com/content/349/bmj.g5205

❖ Better use of primary care laboratory services following interventions to 'market' clinical guidelines in New Zealand: **a controlled before-and-after study**
http://qualitysafety.bmj.com/content/20/3/282.long

❖ Cardiovascular morbidity and mortality in the Losartan Intervention For Endpoint reduction in hypertension study (LIFE): **a randomised trial against atenolol**
http://www.thelancet.com/pdfs/journals/lancet/PIIS0140-6736(02)08089-3.pdf

Attention, certaines revues ne demandent pas expressément de signaler le plan expérimental dans le titre, il faudra alors le chercher le plus souvent dans la section *Materials & Methods,* et quelquefois lire « entre les lignes », comme dans l'exemple suivant où l'information a été mise pour vous en caractères gras :

❖ Proton Pump Inhibitor Use, Hip Fracture, and Change in Bone Mineral Density in PostmenopausalWomen
http://archinte.jamanetwork.com/article.aspx?articleid=415901

⇒ ***Study population:*** *The WHI includes an* ***observational study*** *(OS) (n=93 676 women) and* ***clinical trials*** *(CTs) (n=68 132 women) of hormone therapy, dietary modification, and/or calcium and vitamin D supplementation…*

2. **pour identifier l'objectif principal** et les objectifs secondaires : cherchez ces informations directement dans le dernier paragraphe de la section *Introduction*

3. **pour évaluer si ces objectifs ont été définis avec pertinence et s'ils ont été traités**

4. **pour évaluer les caractéristiques méthodologiques** et l'adéquation entre les données, les méthodes statistiques choisies et l'interprétation qui en est faite

Sur un petit nuage…

Vous souvenez-vous du sens de chacun de ces mots ?

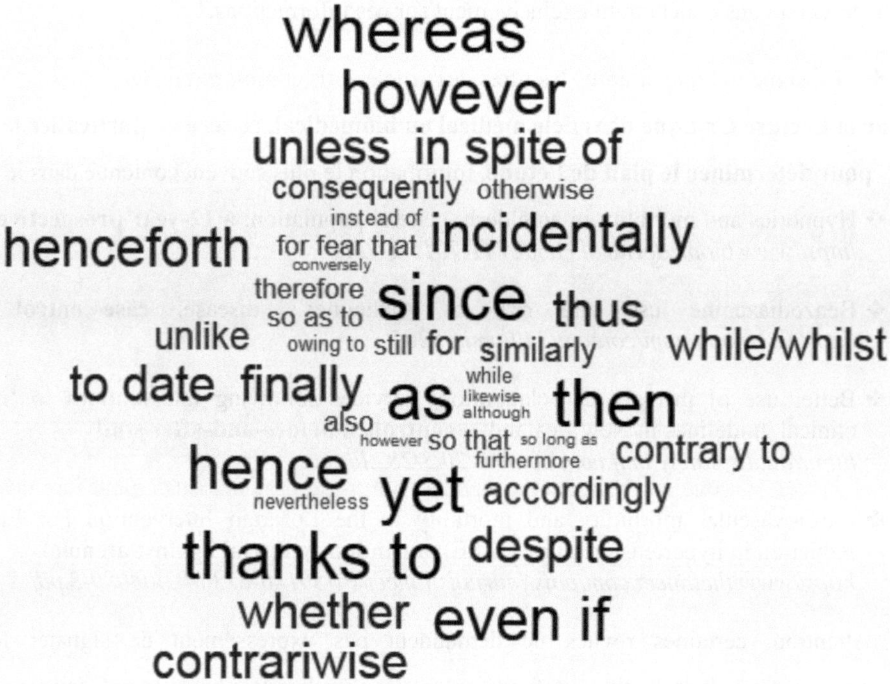

Chapitre 2 : Résoudre les difficultés lexicales, morphologiques et syntaxiques

Difficultés prévisibles, conseils pour les contourner et techniques de survie :
Vous ne devriez pas vous inquiéter outre mesure car les termes scientifiques ou techniques en anglais sont formés sur des racines latines et grecques qui ne présentent pas de difficulté pour un francophone, et le vocabulaire des articles de recherche (en particulier les verbes) est constitué en grande partie de mots d'origine latine qui sont donc très souvent « transparents ».

1– Difficultés lexicales : pour les mots que vous pensez ne pas connaitre

- Demandez-vous si le mot vous rappelle un mot que vous connaissez dans votre propre langue (ou une autre langue). Souvenez-vous que la plupart des mots sont de « vrais amis » comme vous pourrez vous en rendre compte tout au long de cet ouvrage, et reprenez confiance dans la langue ! Les « faux-amis » sont rares, ne vous focalisez pas sur eux. Ils seront signalés ci-après dans toute la mesure du possible.
- Ne prenez pas un dictionnaire ! Inférez le sens du mot qui vous paraît inconnu d'après le contexte.
- Identifiez la nature du mot d'après sa place dans la phrase. Certains mots ont en effet la même forme, qu'ils soient nom ou verbe, ce qui peut constituer une difficulté à la première lecture.

  ❖ Placebo-controlled trial of agomelatine in the treatment of major depressive disorder *http://www.ncbi.nlm.nih.gov/pubmed/16249073*

  ⇒ *The significantly higher rate of responders to agomelatine (49.1%) vs. placebo (34.3%) and the shorter time to first response further support the clinical efficacy of agomelatine.*

  Les comparatifs *higher* et *shorter* qui précèdent *further* peuvent induire en erreur et faire prendre *further* pour un adjectif qui caractériserait le nom *support*, alors qu'il est un adverbe qui modifie le **verbe** *support*…

➢ Allez à la racine ! Déshabillez les mots ! Retirez les **préfixes** et les **suffixes**, vous reconnaitrez le sens de la racine. Reconstruisez ensuite le sens du mot initial en prenant en compte le sens des préfixes et/ou suffixes. Un grand nombre de préfixes sont communs au français et à l'anglais, ce qui permet d'inférer facilement le sens de mots que l'on ne connait pas encore.

Devinette : Diriez-vous que vous connaissez les mots suivants ? Déshabillez-les, vous allez les comprendre ! meaningletssness / unforeseeable / unresponsiveness

Réponse : absence de réaction / imprévisible / insignifiance

Les préfixes

- **Quelques préfixes utiles en médecine : aucune difficulté à les comprendre**

Préfixe	Sens	Exemple(s)
ante-	avant	*antenatal*
anti-	contre	*antidote, anti-inflammatory*
contra-	contre	*contraindication* (contre-indication)
dia-	à travers	*dialysis*
fore-	avant, pré-	*forearm* (avant-bras), *foresee* (prévoir)
hyper-	excessif	*hypercholesterolaemia*
hypo-	sous, faible	*hypodermic, hypotension*
inter-	entre	*interscapular* (interscapulaire)
iso-	égal	*isograft*
neo-	nouveau	*neonate*
ortho-	droit	*orthodontics*
pre-	avant	*predetermine*
pseudo-	faux	*pseudocyst* (pseudo-kyste)
re-	en arrière	*reflux*
sub-	sous	*sublingual, submucous, subcostal*
trans-	à travers	*transfusion*

- **Quelques préfixes quantitatifs : aucune difficulté non plus**

Préfixe	Sens	Exemple(s)
bi-, di-	2	*bipolar, dichotomy*
hemi-	1 côté	*hemiparesis, hemiplegia*
mono-	1 seul	*mononucleosis*

multi-	plusieurs	*multicellular*
poly-	multiple	*polymorphic*
semi-	½, partiel	*semisolid*
tri-	3	*tridimensional*
uni-	un, unique	*unify*

- **Les préfixes qui indiquent la couleur : vous les reconnaitrez sans peine**

Préfixe	Sens	Exemple
cyan-	bleu	*cyanosis*
eryth-	rouge	*erythrocyte*
leuk-	blanc	*leukaemia*
melan-	noir	*melanoma*
xanth-	jaune	*xanthoma*

- **Les préfixes qui donnent au mot un sens négatif**

Préfixe	Exemple(s)
a-	*aphasia, aseptic,*
de-, dis-	*derelict, disability*
dys- (anormal)	*dyslipidaemia, dystrophy*
im-/ in-	*immature, inconceivable, involuntary*
mis-	*misconduct, misshapen, misunderstand*
un-	*unbelievable, unexpected*

Les suffixes

- **Quelques suffixes utiles en médecine**

Suffixe	Sens	Exemple(s)
-esis	processus	*diuresis, enuresis*
-itis	inflammation	*appendicitis, arthritis*
-logy	étude de	*cardiology, gynaecology*
-lysis	décomposition	*electrolysis, haemolysis,*
-oma	tumeur, cancer de…	*carcinoma, lymphoma*
-scopy	examen	*laparoscopy, laryngoscopy*
-osis	maladie non inflammatoire	*stenosis, arthrosis*

- **Les suffixes qui indiquent la nature du mot**

Adjectifs	*-able* (peut être…), *-al, -ar, -ful, -ic, -ical, -ish* (sens péjoratif), *-ive, -less* (sans), *-ous*	*understandable* (peut être compris), *childish, careless*
Adverbes	*-ly*	*accidentally*
Noms	*-dom* (condition), *-hood* (statut), *-ing, -ism* (condition, système), *-ity, -ness* (état ou condition), *-ship* (le fait d'être), *-tion*	*wisdom, childhood, happiness, individualism, friendship*
Verbes	*-ise/ize* (qui fait), *-en* (qui rend)	*analyse, lengthen, shorten* (rendre court, raccourcir)

➢ Assurez-vous de connaitre le sens de ces incontournables :

- **Certains adjectifs & adverbes (en gras et surligné, les faux-amis)**

Adjectifs	Adverbes
accurate (précis, exact)	*accurately* (exactement)
actual (réel, véritable)	***actually*** (en fait)
acute (aigu, sévère)	*acutely* (gravement)
comprehensive (complet, détaillé)	***comprehensively*** (complètement)
consistent (cohérent)	***consistently*** (systématiquement)
current (actuel, présent)	***currently*** (à présent)
definite (précis, certain, indéniable)	***definitely*** (certainement)
deleterious (nuisible, nocif)	*deleteriously* (préjudiciablement)
dramatic (spectaculaire)	***dramatically*** (considérablement)
main (principal)	*mainly* (surtout)
marked (marqué)	*markedly* (manifestement, visiblement)
meaningful (important)	*meaningfully* (significativement)
part, partial (partiel)	*partly* (en partie), *partially* (partiellement)
predominent (prépondérant)	*predominently* (majoritairement)
significant (important, significatif)	***significantly*** (considérablement)
substantial (important, majeur)	*substantially* (considérablement)

Le français emploie l'adjectif « important » de façon très vague. Attention, en anglais *important* a un sens qualitatif (= majeur), le reste du temps, le français « important » se traduit en fonction du mot qu'il caractérise. Exemples : un nombre important = *a* ***high/significant/ large*** *number*, une hausse importante = *a* ***substantial*** *increase/rise* etc.

- **Les adverbes de degré**

Anglais	Français
almost	presque, environ
barely/ hardly/ scarcely	à peine
hardly (any differences)	presque (pas de différences)
marginally	légèrement
quite (different from...)	assez/très (différent de…)

- **Les adverbes de fréquence (de 0% à 100%)**

Anglais	Français
never	jamais
hardly ever	presque jamais
seldom/rarely	rarement
occasionally	de temps en temps
sometimes	parfois, quelquefois
often	souvent
frequently	fréquemment
usually	d'habitude
generally	en général
always	toujours

✚ Ces adverbes de temps imprécis sont toujours placés juste avant le verbe qu'ils modifient. S'il s'agit d'un temps composé, l'adverbe est placé entre l'auxiliaire et le verbe.

Exemples

- Donepezil for the Treatment of Agitation in Alzeihmer's Disease
http://www.nejm.org/doi/full/10.1056/NEJMoa066583

⇒ *Behavioral and psychological symptoms in Alzheimer's disease are distressing to caregivers and* ***often precipitate*** *the transition to residential care.*

- Hypnotics and mortality in an elderly general population: a 12-year prospective study
http://bmcmedicine.biomedcentral.com/articles/10.1186/1741-7015-11-212

⇒ *Insomnia symptoms in older adults* ***are frequently associated*** *with daytime fatigue, excessive daytime sleepiness, and hypnotics use*

➢ Enfin, surlignez les mots qui « résistent »… et résistez vous-même à la tentation d'ouvrir immédiatement votre dictionnaire, à moins bien sûr que la compréhension du texte ne soit gravement compromise.

Quand vous aurez terminé la lecture de l'article, vérifiez le sens de ces mots dans un dictionnaire et reportez-les dans un carnet que vous relirez de temps en temps pour accroître votre vocabulaire.

Sur un petit nuage...

Vous souvenez-vous du sens de chacun de ces mots ?

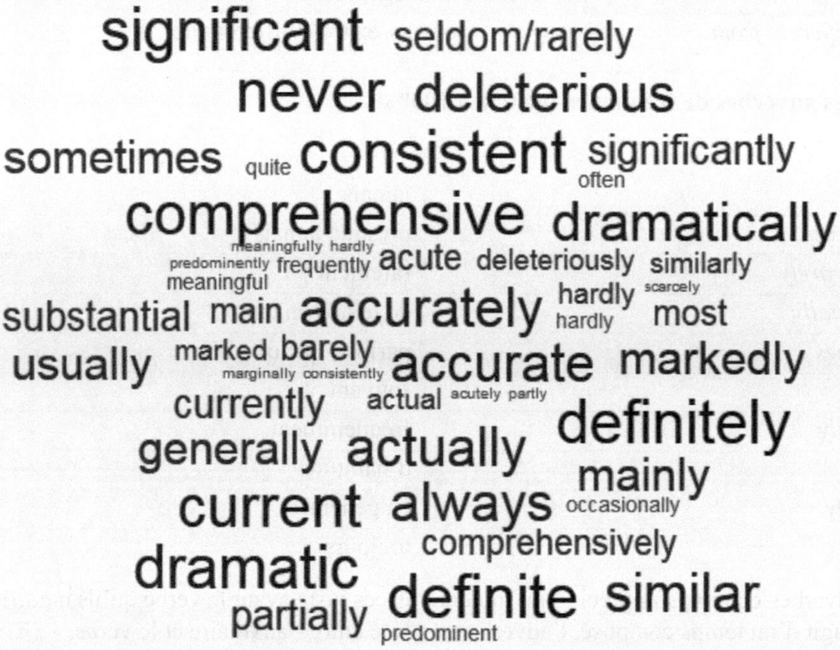

2– Difficultés grammaticales classiques

- **Les chaînes nominales :** Vous trouverez quelquefois des chaînes de noms qui vous laisseront perplexe, en particulier dans les articles de recherche. Pas de panique, c'est facile : c'est le dernier mot de la série qui est le nom, tous les autres fonctionnent comme des adjectifs.

Exemple 1: *The present study was **a single center randomized double blind placebo controlled, 4 phase crossover trial** using topiramate and lamotrigine....*

❖ Low-Dose Topiramate versus Lamotrigine in Migraine Prophylaxis – The Lotolamp Study *http://www.ncbi.nlm.nih.gov/pubmed/17371357*

Trouvez d'abord le nom : l'article ***a*** signale qu'un nom commun singulier est attendu plus loin à droite. Ce nom est bien sûr le dernier mot de la série, ***trial***. Les autres termes fonctionnent comme des adjectifs, comme en témoigne le fait que *4 phase* ne prend pas de « s », marque du pluriel, puisqu'il est en position adjectivale et que tous les adjectifs sont invariables en anglais.

Traduction : on remonte de droite à gauche
The present study was a single center randomized double blind placebo controlled,
*4 phase crossover **trial*** → Cette étude était un essai clinique croisé en 4 phases randomisé et contrôlé en double insu contre placebo dans un seul centre.

Exemple 2 : Faites le même travail pour la phrase *LIFE is an investigator-initiated, double-masked, double dummy, randomised comparison of the long term effects of losartan with atenolol in patients with hypertension and LVH.*

❖ Cardiovascular morbidity and mortality in the Losartan Intervention For Endpoint reduction in hypertension study (LIFE): a randomised trial against atenolol *http://www.ncbi.nlm.nih.gov/pubmed/11937178*

Quel est le nom ? Réponse → comparison

- **Les phrases longues** : Une phrase raconte une histoire : « *Qui Fait Quoi* » (Sujet/Verbe/Complément).

Première difficulté : le groupe sujet (*Qui*) est interminable. Dans ce cas, laissez courir vos yeux jusqu'au verbe. Tout ce qui est avant ce verbe est le groupe sujet, c'est-à-dire « *Qui* ». Repérez le « noyau » de ce groupe (en général *le dernier nom* du groupe, mais pas toujours, comme le montre l'exemple ci-dessous puisque ce nom lui-même est caractérisé à sa droite), et tout le reste vous paraîtra beaucoup plus clair.

Exemple : The total rescue medication use *difference* in lamotrigine versus placebo phases *was* significant (*P*=.018) but the significance was lost after applying the Bonferroni correction. (même source que plus haut).

Deuxième difficulté : la phrase elle-même est très longue ou comprend de multiples parenthèses et crochets, ce qui arrive souvent dans les articles de recherche comme le montre l'exemple analysé et commenté pages 79-80.
Repérez le verbe puis le groupe sujet comme précédemment, et concentrez-vous ensuite au fur et à mesure sur les informations *Comment, Pourquoi, Où, Quand.*

Exercice : Dans les extraits ci-dessous, trouvez le verbe, déterminez s'il est au singulier ou au pluriel, puis délimitez le groupe sujet et enfin déterminez le noyau du groupe sujet. Assurez-vous qu'il est bien accordé en nombre au verbe. Attention aux pièges…

- Efficacy & safety of galantamine in patients with mild to moderate AD: multicentre randomised controlled trial *http://www.bmj.com/content/bmj/321/7274/1445.full.pdf*

1– *This difference in the change in the 11 item cognitive subscale of the Alzheimer's disease assessment scores between patients who received galantamine and placebo after six months was considered to be clinically meaningful.*
2– *The effect of either dose of galantamine on the clinician's interview based impression of change plus caregiver input ratings was significantly better than that of placebo at six months.*
3– *In a recent, five month, placebo controlled study of galantamine, in which the dose was escalated over eight weeks, the proportion of patients who discontinued galantamine 24 mg/day due to adverse events was low (10%) and comparable to that in the placebo group (7%).*

Réponses

1– ***This difference*** *in the change in the 11 item cognitive subscale of the Alzheimer's disease assessment scores between patients who received galantamine and placebo after six months* ***was considered*** *to be clinically meaningful.*

Attention, ne pas se laisser distraire par *months* (pluriel) juste avant *was considered* (singulier). C'est bien *This difference* (singulier) qui est le sujet du verbe *was considered.*

2– ***The effect*** *of either dose of galantamine on the clinician's interview based impression of change plus caregiver input ratings* ***was*** *significantly better than that of placebo at six months.*

Attention, ne pas se laisser distraire par *ratings* (pluriel) juste avant *was* (singulier). C'est bien *The effect* (singulier) qui est le sujet du verbe *was.*

3– *In a recent, five month, placebo controlled study of galantamine, in which the dose was escalated over eight weeks,* ***the proportion*** *of patients who discontinued galantamine 24 mg/day due to adverse events* ***was*** *low (10%) and comparable to that in the placebo group (7%).*

- **Les pronoms personnels sujets et compléments, adjectifs et pronoms, possessifs et démonstratifs :** Cherchez systématiquement le référent (le nom que ces petits mots représentent), cela vous permettra de comprendre plus vite de quoi ou de qui il s'agit.

Exercice : à quoi renvoient respectivement *that, this* et *its* dans les exemples ci-dessous :

❖ Efficacy & safety of galantamine in patients with mild to moderate AD: multicentre randomised controlled trial *http://www.bmj.com/content/bmj/321/7274/1445.full.pdf*

1– *The effect of either dose of galantamine on the clinician's interview based impression of change plus caregiver input ratings was significantly better than that of placebo at six months.*

2– *In a recent, five month, placebo controlled study of galantamine, in which the dose was escalated over eight weeks, the proportion of patients who discontinued galantamine 24 mg/day due to adverse events was low (10%) and comparable to that in the placebo group.*

❖ Low-dose topiramate versus lamotrigine in migraine prophylaxis – The Lotolamp study *http://www.ncbi.nlm.nih.gov/pubmed/17371357*

3– *In order to address the efficacy of low dose topiramate in migraine & assess its efficacy as a migraine prophylactic & compare this with that of lamotrigine in Indian population…*

Réponses

1– *that* renvoie à *The effect*

2– *that* renvoie à *the proportion*

3– *its* renvoie à *low dose topiramate in migraine, this* et *that* renvoient tous deux à l'ensemble *the efficacy of low dose topiramate & its efficacy as a migraine prophylactic*

- **Le système verbal :**

Les formes en – *ed* : Prétérit ou participe passé ? Voix active ou voix passive ?

Un mot terminé par – *ed* peut être un prétérit (*We* ***tested***...) ou un participe passé entrant dans la composition du *present perfect* (*We* ***have tested***...) ou de la voix passive (*The hypothesis* ***was tested***...).

Voilà donc des questions à se poser pour ne pas se trouver désarçonné lorsqu'on est confronté à la lecture d'un paragraphe comme celui de l'exemple ci-dessous :

Extensive literature searching located published and unpublished PA intervention studies with anxiety outcomes. Eligible studies reported findings from interventions designed to increase PA delivered to healthy adults without anxiety disorders. Data were coded from primary studies. Random-effects meta-analytic procedures were completed. Exploratory moderator analyses using meta-analysis ANOVA and regression analogues were conducted to determine if report, methods, sample, or intervention characteristics were associated with differences in anxiety outcomes.

❖ Anxiety Outcomes after Physical Activity Interventions: Meta-Analysis Findings *http://www.ncbi.nlm.nih.gov/pmc/articles/PMC3151311/*

Comment différencier formes passives, formes actives au prétérit, participes passés, tous terminés par – *ed* pour la grande majorité des verbes, les verbes réguliers?

- Commençons par les formes passives. Rappelons que la voix passive est composée de l'auxiliaire BE conjugué suivi du verbe au participe passé. Dans l'exemple ci-dessus, il est donc facile de repérer les formes passives, car le participe passé est précédé de l'auxiliaire BE au passé (WERE).

Data ***were coded*** *from primary studies. Random-effects meta-analytic procedures* ***were completed****. Exploratory moderator analyses using meta-analysis ANOVA and regression* *analogues **were conducted** to determine if report, methods, sample, or intervention characteristics **were associated** with differences in anxiety outcomes.*

- Intéressons-nous à présent à la distinction entre verbe conjugué au prétérit et participe passé employé comme adjectif. La première phrase donne un excellent exemple : *Extensive literature searching located published and unpublished PA intervention studies with anxiety outcomes.*

Question : Lequel des trois mots *located/published/unpublished* est le verbe de la phrase ?

Réponse

- Les mots *published and unpublished* sont immédiatement suivis du groupe nominal *PA intervention studies*. Ces deux mots sont donc en position adjectivale. Ce sont des participes passés fonctionnant comme des adjectifs.
- Le verbe de la phrase est donc *located*.

Rappel

- Les participes passés fonctionnant comme des adjectifs sont naturellement placés *avant* le nom qu'ils caractérisent, comme le sont les adjectifs épithètes :
published and unpublished PA intervention studies.
- Par contre, ils sont placés après le nom qu'ils caractérisent *lorqu'ils sont eux-mêmes complétés à leur droite* :
interventions designed *to increase PA*
PA delivered *to healthy adults without anxiety disorders.*

Reprenons le paragraphe ci-dessus. Pour vous aider, les formes en –ED sont signalées de la façon suivante : ***prétérit actif***, ***participe passé***, ***verbe au passif***.

*Extensive literature searching **located** **published** and **unpublished** PA intervention studies with anxiety outcomes. Eligible studies **reported** findings from interventions **designed** to increase PA **delivered** to healthy adults without anxiety disorders. Data **were coded** from primary studies. Random-effects meta-analytic procedures **were completed**. Exploratory moderator analyses using meta-analysis ANOVA and regression analogues **were conducted** to determine if report, methods, sample, or intervention characteristics **were associated** with differences in anxiety outcomes.*

Le participe présent et le participe passé. Quelle est la différence de sens ?

Quelle différence de sens y a-t-il entre *interesting* et *interested*, ou encore *tiring* et *tired* ? Réponse : la même qu'entre *intéressant* et *intéressé*, *fatigant* et *fatigué* en français.

Ces formes verbales sont toutes deux des participes, mais la forme en – ING, participe présent, a comme le participe présent français (terminé par –ant, exemple *fatigant*) un sens actif, alors que celle en – ED, participe passé, a comme le participe passé français (terminé par – é pour les verbes du premier groupe, exemple *fatigué*) un sens passif.

Il est donc impératif de bien les distinguer.

Voici quelques exemples, mais bien sûr cette liste n'est pas exhaustive

Sens actif	Sens passif
amusing	*amused*
annoying	*annoyed*
boring	*bored*
confusing	*confused*
depressing	*depressed*
disappointing	*disappointed*
disgusting	*disgusted*
exciting	*excited*
frustrating	*frustrated*
frightening	*frightened*
inspiring	*inspired*
interesting	*interested*
irritating	*irritated*
satisfying	*satisfied*
shocking	*shocked*
surprising	*surprised*
tiring	*tired*
worrying	*worried*

De la même façon, il faut prêter attention aux adjectifs composés dont le second terme est un participe :

– si le second terme est un participe présent (–ING), le sens est actif

adjectif/adverbe + V–ING : *hard-working* sens actif = qui travaille dur;

– si le second terme est un participe passé (–ED), le sens est passif

adjectif/adverbe + V–ED : *well-known* sens passif = qui est bien connu.

3– Les modaux, les expressions modales et autres stratégies

- **Vous connaissez les modaux le plus souvent employés**

  can, could, may, might, must, should, will, would

- **Vous vous souvenez certainement que**

  – *CAN* exprime la capacité matérielle ou morale ou encore une aptitude

  ⇒ *Medical studies* ***can*** *be exhausting*

  ⇒ *French students* ***can*** *all speak English* (enfin, on l'espère)

  – *MUST* exprime l'obligation

  ⇒ *Interns* ***must*** *work long hours*

  – *MAY* exprime la permission ou la légitimité

  ⇒ *You* ***may*** *leave now*

  – *SHOULD* exprime le conseil ou le reproche, selon la base verbale qui suit

  ⇒ *You* ***should*** *practise regularly* (Vous devriez…)

  ⇒ *You* ***should*** *have practised more regularly* (Vous auriez dû…)

Rappelons que :

– les modaux sont toujours suivis d'une base verbale (BV), qui est une forme non conjuguée et qui peut marquer un repérage temporel présent (*work*), présent avec aspect (*be working*), passé (*have worked*), ou encore passif (*be understood*, *have been understood*), comme le montrent les exemples de la page suivante

– ils ont la même forme à toutes les personnes : *He/I* ***can*** *speak English*

– ils servent d'auxiliaires à la forme interrogative et à la forme négative : ***Can*** *you see me?* *You* ***may not*** *smoke*

– ils ne sont jamais précédés ni suivis de *to*

– ils ne se conjuguent pas (*could* et *might* expriment des potentialités et non le passé)

Lorsqu'ils expriment la capacité matérielle ou morale ou une aptitude (*can*), l'obligation (*must*), ou la permission (*may*), ces modaux sont remplacés au passé, au *present perfect*, au futur et au conditionnel par les expressions modales *manage to*, *have to* et *be allowed to* respectivement :

⇒ **Présent :** *The interns* ***can*** *only sleep a little as they* ***must*** *work very long hours. Fortunately, they* ***may*** *take a rest the following evening.*

⇒ **Passé :** *The interns only* ***managed to*** *sleep a little as they* ***had to*** *work very long hours. Fortunately, they* ***were allowed to*** *take a rest the following evening.*

- **Mais vous souvenez-vous que les modaux ont aussi une autre valeur ?**

Ils peuvent en effet exprimer le point de vue de « celui qui parle » (l'énonciateur) sur le degré de probabilité de réalisation d'un événement ou d'une situation.

C'est sur cet emploi que nous voudrions attirer votre attention, car vous en aurez besoin en particulier dans la section *Discussion and Conclusions* des articles de recherche, comme le montrent les nombreux exemples donnés page 93.

Les degrés de probabilité : disons schématiquement

WILL	100 % de probabilité de réalisation du fait d'après l'énonciateur
CAN'T	100 % impossible d'après l'énonciateur
MUST	90 % de probabilité de réalisation du fait d'après l'énonciateur
SHOULD	80 % de probabilité de réalisation du fait d'après l'énonciateur
MAY	50 % de probabilité de réalisation du fait (l'énonciateur ne se prononce pas)
COULD	20% de probabilité de réalisation du fait (peut être modulé par un adverbe)
MIGHT	15% de probabilité de réalisation du fait d'après l'énonciateur (très faible)

Attention, lorsque le modal exprime un degré de probabilité, il n'est jamais remplacé par une expression modale, le « pronostic de probabilité » constitué par le modal est toujours fait au présent, c'est la base verbale à sa droite qui situe l'événement dans le temps :

⇒ She must *be* very tired (*présent*)

⇒ They can't *be watching* TV (*aspect présent BE + V-ing*)

⇒ She may *have missed* her train (*passé*)

⇒ He must *have been working* (*aspect passé BE + V-ing*)

⇒ They must *have been misunderstood* (*passé passif*)

- **Les expressions modales, des « quasi-modaux »**

Obligation/Arrangement	*have to, be to*
Permission/Interdiction	*be allowed to/be forbidden to*
Possibilité matérielle	*be able to*
Éventualité/Forte probabilité	*be likely to/be bound to*
Volonté	*be willing to, be anxious to, be ready to*
Intention	*be going to, mean to, intend to*
Désir, souhait	*would like to, wish to, want to*

- **Les autres stratégies :**

Le point de vue de l'énonciateur peut également être marqué par :

⇒ des périphrases utilisant des adjectifs : ***it is*** *certain, clear, definite, likely, obvious, possible, probable, reasonable to think..., sure, unlikely* ***that****... ;*

⇒ des adverbes : *certainly, clearly, definitely, maybe, obviously, perhaps, possibly, probably, surely ;*

⇒ certains verbes : *claim, argue, suggest,* qui expriment un engagement de l'énonciateur par rapport à la vérité ou à la probabilité de ce qu'il déclare, comme le montrent les exemples donnés pages 103-104 ;

⇒ l'emploi de *do/did* dans une phrase affirmative au présent ou au passé : *However, we* ***did find*** *that baseline PPI use was associated with an increased risk for other fracture outcomes, including clinical spine, forearm or wrist, and total fractures.*

❖ Proton Pump Inhibitor Use, Hip Fracture, and Change in Bone Mineral Density in Postmenopausal Women. *http://www.ncbi.nlm.nih.gov/pmc/articles/PMC4240017/*

Cet emploi donne plus de force à l'affirmation et on peut traduire par « *Nous avons bien trouvé/Nous avons effectivement trouvé que...* »

Sur un petit nuage...

Vous souvenez-vous du sens de chacun de ces mots ?

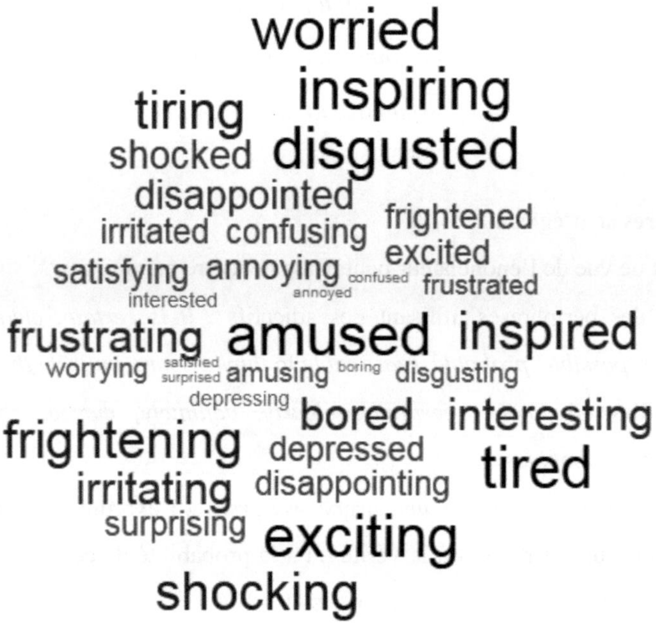

Chapitre 3 : Appliquer la méthodologie de lecture, Exercices gradués corrigés

Les techniques de *skimming* et *scanning* (écrémage et repérage ciblé) ne dispensent en aucune façon de lire la totalité d'un article qui est de la plus haute importance, elles permettent par contre de ne pas lire dans un premier temps ce qui n'est pas essentiel et de préparer la lecture minutieuse de ce qui l'est. Pour pouvoir augmenter progressivement votre vitesse de lecture sans perdre le sens de ce que vous lisez, vous devrez utiliser ces deux techniques aussi fréquemment que possible, ce que nous vous proposons avec les quelques exercices qui suivent, à compléter au gré de vos lectures bien entendu.

Quels sont les objectifs de ces exercices ?

- Vous donner à lire des articles relevant de votre domaine d'études ;
- Mettre en œuvre les techniques de lecture rapide décrites ci-dessus ;
- Vous donner confiance dans la langue, et le fait de savoir que vous pouvez comprendre sans avoir recours à un dictionnaire ;
- Faire prendre conscience aux plus débutants d'entre vous que même s'ils ne comprennent pas tout, ils comprennent suffisamment.

1 Articles courts

- Inscrivez-vous sur *https://profreg.medscape.com/px/registration.do?cid=med* (gratuit et parfaitement fiable).
- Entrez dans la barre de recherche l'adresse du document ou son titre. Des mises à jour sont régulièrement faites sur les sites et les documents peuvent être déplacés, mais vous pourrez en règle quasi générale les retrouver en entrant leur titre complet.
- Utilisez la technique du *scanning* pour répondre très vite aux questions suggérées.
- Utilisez la technique du *skimming* pour vous approprier le contenu de l'article en vous chronométrant : numérotez les paragraphes, vous saurez ainsi combien d'idées l'article contient. Surlignez (sur papier ou à l'écran) la phrase ou les mots-clés qui représentent le message de chaque paragraphe. Écrivez avec vos propres mots la fonction de chaque paragraphe, cela vous permettra de vous en approprier le sens.
- Lisez l'article en détail.

- Consultez les réponses proposées de la page 41 à la page 50.
- Notez les mots qui vous ont posé problème et la façon dont vous avez pu résoudre la difficulté sans avoir recours au dictionnaire.
- Relevez le vocabulaire que vous voulez retenir.
- Écrivez un résumé structuré de l'article en 150 mots : présentez les idées du texte de manière structurée (du plus important au moins important), sans paraphraser et sans répéter, retenez seulement ce qui est informatif, éliminez noms propres et exemples, utilisez un registre de langue universitaire, donc ni formes contractées ni langage familier. Faites corriger votre production par un professeur.

1–1. Binge drinking: all too prevalent and hazardous
http://www.cmaj.ca/content/183/4/411.full

a) How is heavy drinking defined?

b) How is binge drinking defined?

c) What percentage of Canadians reported binge drinking in the past 5 years?

d) What is the percentage of all disability-adjusted life years lost?

1–2. Dissection: Disgust or Discussed?
http://www1.umn.edu/ships/ethics/respect.htm

a) What is the main question addressed in the paper?

b) What is Douglas Allchin's claim?

c) What should all biology teachers do?

d) What is the first lesson to convey? What should be done?

1–3. Starting Medical School: It is OK to be Nervous (Inscription gratuite)
http://boards.medscape.com/forums?128@@.29f56da1!comment=1

a) What is the aim of this blog post?

b) In which ways is medical education a new beginning?

c) In which ways is being a medical student an exciting time?

d) What is the bottom-line of this blog post?

1–4. Being a Nurse for a Day (Inscription gratuite)
http://boards.medscape.com/forums/?128@@.2a7cb618!comment=1

a) How did Matthew Marschall feel before he started his nursing shift?

b) Why did he have to do this shift?

c) What skills do medical students gain by completing a nursing shift?

d) What is the ultimate benefit of such nursing shifts according to Matthew Marschall?

1–5. Becoming A Physician – Graduate Medical Education in the Freddie Gray Era
http://www.nejm.org/doi/full/10.1056/NEJMp1509216

a) What was the occasion for writing this article?

b) What are the underlying problems in Baltimore?

c) In which environment did Freddie Gray grow up?

d) What is Medicine for the Greater Good (MGG)?

1–6. Do Patients Trust Doctors Too Much?
http://www.nytimes.com/2008/12/19/health/18chen.html?_r=0

a) What was the occasion for writing this article?

b) What were the categories by which the doctors were evaluated?

c) How does Dr. Pauline W. Chen feel about the trust patients have, and why?

d) What is the aim of the book entitled "*I need an operation…Now what*"?

1–7. Obesity Is Contagious, Study Finds
http://www.time.com/time/health/article/0,8599,1646997,00.html

a) What was the occasion for writing this article?

b) What sort of study was it? Where and when was it carried out?

c) According to Fowler, one of the co-authors, what is the main determinant?

d) What are the implications of this study in terms of public health?

e) Click on the video from *The New England Journal of Medicine*!

1–8. Interviewing for Medical School: New Process Better?
http://www.medscape.com/viewarticle/750591 (Inscription gratuite)

a) What is the educational mission of the *Stanford University School of Medicine*?

b) What did the selection process typically include?

c) What was the faculty's perception of the process and why?

d) What is different with the multi-mini-interview (MMI)?

Pour aller plus loin

- Selon les articles, suivez les liens en *Free access* indiqués dans les *References* ou lisez les *Comments,* ou encore… rédigez vous-même un commentaire et postez-le !
- Lisez chaque semaine sur *http://www.medscape.com/medicalstudents* ce qu'écrivent les étudiants en médecine américains sur leur expérience de l'exercice clinique (blog *The Differential, http://boards.medscape.com/.29ef0439/)*

2 Articles longs

Utilisez la technique *skimming* et trouvez le plus rapidement possible les *topic sentences* de chacun des paragraphes. Demandez-vous quelle est la fonction de chacun d'eux.

2–1. Shifting Vaccination Politics — The End of Personal-Belief Exemptions in California *http://www.nejm.org/doi/full/10.1056/NEJMp1508701*

2–2. Public Health in the Precision-Medicine Era
http://www.nejm.org/doi/full/10.1056/NEJMp1506241

2–3. Threading the Needle — How to Stop the HIV Outbreak in Rural Indiana
http://www.nejm.org/doi/full/10.1056/NEJMp1507252

2–4. Placebo Effects in Medicine
http://www.nejm.org/doi/full/10.1056/NEJMp1504023

2–5. GMOs, Herbicides, and Public Health
http://www.nejm.org/doi/full/10.1056/NEJMp1505660

2–6. Establishing a Global Vaccine-Development Fund
http://www.nejm.org/doi/full/10.1056/NEJMp1506820

2–7. A NICE Delivery–The Cross-Atlantic Divide over Treatment Intensity in Childbirth
http://www.nejm.org/doi/full/10.1056/NEJMp1501461

2–8. A New Initiative on Precision Medicine
http://www.nejm.org/doi/full/10.1056/NEJMp1500523

2–9. The Vernacular of Risk — Rethinking Direct-to-Consumer Advertising of Pharmaceuticals
http://www.nejm.org/doi/full/10.1056/NEJMp1507924

2–10. Preventing and Treating Narcotic Addiction-A Century of Federal Drug Control
http://www.nejm.org/doi/full/10.1056/NEJMp1508818

2–11– Ending the HIV–AIDS Pandemic - Follow the Science
http://www.nejm.org/doi/full/10.1056/NEJMp1502020

Pour aller plus loin

Écoutez les fichiers sonores associés aux articles précédents. Téléchargez les enregistrements audio que vous trouverez sur la même page que chacun des articles que vous venez de lire. Vous aurez préparé l'écoute par la lecture de l'article correspondant, vous aurez une bonne connaissance du sujet et du vocabulaire utilisé. Cela vous permettra d'aborder sereinement la compréhension de l'oral.

Voici les références complètes de ces entretiens, la durée de chacun est notée entre parenthèses.

2–1. Interview with Dr. Michelle Mello on a new California law that eliminates religious and philosophical exemptions for vaccination mandates. (6:47)
http://www.nejm.org/doi/full/10.1056/NEJMp1508701

2–2. Interview with Dr. Ronald Bayer on why the heightened focus on precision medicine misses the point when it comes to public health. (10:54)
http://www.nejm.org/doi/full/10.1056/NEJMp1506241

2–3. Interview with Dr. Steffanie Strathdee on needle-exchange policies and the recent HIV outbreak in rural Indiana. (6:17)
http://www.nejm.org/doi/full/10.1056/NEJMp1507252

2–4. Interview with Prof. Ted Kaptchuk on the outlook for harnessing the benefits of placebo effects in medicine. (12:51)
http://www.nejm.org/doi/full/10.1056/NEJMp1504023

2–5. Interview with Dr. Philip Landrigan on health concerns associated with genetically modified crops and the herbicides used on them. (7:58)
http://www.nejm.org/doi/full/10.1056/NEJMp1505660

2–6. Interview with Dr. Stanley Plotkin on a strategy for stimulating and supporting global vaccine research. (9:21)
http://www.nejm.org/doi/full/10.1056/NEJMp1506820

2–7. Interview with Dr. Neel Shah on new guidelines from the United Kingdom on the safety of midwife-guided deliveries. (7:00)
http://www.nejm.org/doi/full/10.1056/NEJMp1501461

2–8. Interview with Dr. Francis Collins on what to expect from the recently announced Precision Medicine Initiative. (10:07)
http://www.nejm.org/doi/full/10.1056/NEJMp1500523

2–9. Interview with Dr. Christopher Robertson on the FDA's new draft guidelines on direct-to-consumer pharmaceutical advertising. (7:33)
http://www.nejm.org/doi/full/10.1056/NEJMp1507924

2–10. Interview with Dr. David Courtwright on a 19th-century epidemic of opiate addiction and its lessons for the current crisis. (7:14)
http://www.nejm.org/doi/full/10.1056/NEJMp1508818

2–11. Interview with Dr. Anthony Fauci on the ways in which new evidence has improved our strategies for treating and preventing HIV infection. (9:16)
http://www.nejm.org/doi/full/10.1056/NEJMp1508818

3 Articles de recherche

Les exercices de repérage ciblé (*scanning*) dans des articles de recherche sont proposés à la fin du chapitre suivant, *Aborder les différentes sections de l'article de recherche médicale et biomédicale* à la page 98, et des corrigés sont proposés des pages 99 à101.

Corrigés

1 Articles courts

1–1. Binge drinking: all too prevalent and hazardous
http://www.cmaj.ca/content/183/4/411.full

Scanning

a) How is heavy drinking defined? → 210 g alcohol/wk for men, > 140 g/wk for women
b) How is binge drinking defined? → 5 drinks for men, 4 drinks for women
c) What percentage of Canadians reported binge drinking in the past 5 years? → 8.8%
d) What is the percentage of all disability-adjusted life years lost? → 4.6%

Skimming

✓ Alcohol use is the third greatest contributor to the global burden of disease
✓ Heavy drinking => 210 g of alcohol/week for men & > 140 g/week for women
✓ Binge drinking particularly dangerous (5 drinks for men, 4 drinks for women)
✓ Over the past five years, 8.8% of Canadians reported binge drinking
✓ How to reduce this behaviour? Increase minimum unit price per alcoholic drink
✓ Happy hour promotes heavy alcohol use in price-sensitive people and propagates the message that binge drinking is socially acceptable
✓ National strategy for controlling overall alcohol use is needed
✓ Strengthen surveillance programs to increase public awareness of high prevalence and known dangers of heavy and binge drinking

1–2. Dissection: Disgust or Discussed?
http://www1.umn.edu/ships/ethics/respect.htm

Scanning

a) Main question addressed: How does one teach respect for life?
b) Douglas Allchin's claim: dissections may contribute significantly to students developing a deeper appreciation for life
c) All biology teachers should engage their students in discussing the ethics of respect for life
d) The first lesson to convey is that voicing an opinion or expressing a position is ethically empty. Teachers should guide students in discussing reasons, not positions or platitudes

Skimming

✓ Dissection controversy invites reflection: how does one teach respect for life?
✓ Dissections may contribute to students developing a deeper appreciation for life
✓ Biology teachers should engage their students in discussing the ethics of respect for life
✓ Arguments are central in ethics, discuss reasons, not positions or platitudes
✓ Dissection sessions: first time some students consider the issue of respect for life → teachers need to encourage their reflection
✓ Are we effectively teaching respect for life? Examples: little objection to dissection of starfish, oysters, or worms, what about respect for life of persons in war-torn and starvation-ridden regions?
✓ How fully do we reflect on respect for life? What does respect for life mean?
✓ Examples: pesticides, exploitation of grass, antibiotics, foot powder for athlete's foot, disinfectant house cleaners, does our respect for life not need reassessment when pets are overfed at the same time one third of the world's humans go hungry?
✓ Dissection is a prime occasion to introduce this reflection to students and to spark some far-reaching ethical discusssion

1–3. Starting Medical School: It is OK to be Nervous

http://boards.medscape.com/forums?128@@.29f56da1!comment=1

Scanning

a) Aim of this blog post: To try & ease the tension of the next generation of doctors

b) Ways in which medical education is a new beginning: you meet bright, motivated and like-minded peers who will become some of your life-long friends and colleagues, it is also often fun and the environment in medical school is typically collaborative and supportive

c) Ways in which being a medical student is an exciting time: You meet diverse people, medical school is first foray into the real world; it will bring new lessons and insights.

d) Bottom-line of this blog post: Challenging times lie ahead, but a career in medicine will provide endless opportunities

Skimming

- ✓ Students are anxious on entering medical school
- ✓ They may feel they fooled the admission committee
- ✓ They can be reassured they did not
- ✓ Formal medical education is a new beginning
- ✓ It is an exciting time for many reasons
- ✓ A little anxiety is likely to help performance and a career in medicine provides endless opportunities

1–4. Being a Nurse for a Day

http://boards.medscape.com/forums/?128@@.2a7cb618!comment=1

Medscape The Differential **Sep 9, 2015**

Scanning

a) He felt a bit unsure of what he might get out of the exercise

b) He was required to complete this nursing shift to understand his future team's perspective

c) They gain the skills primarily designated to the Registered Nurses.

d) The ultimate benefit is the acquisition of new skills and a viewpoint of another healthcare provider, which may ultimately allow for better team cohesiveness and efficiency

Skimming

- ✓ Report on a nursing shift by a medical student
- ✓ Medicine is a team sport. A nursing shift gives better understanding of nurses' perspective on patient care
- ✓ Skills gained (IVs, phlebotomy, dropping NGs, and Foley catheterization)
- ✓ All medical students should take part in a "day with a nurse"

1–5. Becoming A Physician – Graduate Medical Education in the Freddie Gray Era

http://www.nejm.org/doi/full/10.1056/NEJMp1509216

Scanning

a) Freddie Gray was a 25-year-old black man who died on April 19, 2015, from injuries he sustained while in the custody of the Baltimore Police Department
b) Large parts of the city have been systematically neglected or harmed over the past century because of structural racism
c) Freddie Gray grew up in one of the worst areas of Baltimore
d) MGG is a new curriculum designed in 2011, aiming to provide residents with the tools necessary to improve population health and reduce local and global health disparities

Skimming

- ✓ Occasion for publishing this article in the *NEJM*
- ✓ Underlying problems in Baltimore: systematically neglected large parts because of structural racism and Medical care reflected the sentiments behind this discrimination
- ✓ Business practices remained unfavorable for blacks, distressed areas became nonviable
- ✓ Populations of Baltimore's dilapidated neighborhoods are disproportionately black
- ✓ Such environments → poor health outcomes, high rates of illness and premature death
- ✓ Residency programs throughout the United States must raise awareness of the socioeconomic determinants of health and train young physicians to recognize and change the circumstances responsible for poor health outcomes
- ✓ New curriculum designed in 2011 to provide residents with the tools necessary to improve population health and reduce local and global health disparities
- ✓ Community-based health initiatives addressing social justice require time and effort and much more should be done (5 examples)
- ✓ Physicians can be influential in promoting community-wide health using nonideological and apolitical methods
- ✓ This will increase community's trust in physicians and lead to greater prosperity for all patients

1–6. Do Patients Trust Doctors Too Much?

http://www.nytimes.com/2008/12/19/health/18chen.html?_r=0

Scanning

a) The occasion was a radio ad for a Web site where patients can rate their doctors
b) Doctors were evaluated in five categories: price, quality, responsiveness, punctuality, and professionalism
c) Dr. Pauline W. Chen feels this extraordinary degree of trust astonishing because when she looks for a doctor she needs to also consider the physician's training, board certification, experience, membership in a respected professional society, safety records and hospital affiliations
d) The aim of the book titled "*I need an operation...Now what*"? is to educate patients so that they can find the best doctors for their problems

Skimming

- ✓ New website where patients can rate physicians in the same way they evaluate a roofing job
- ✓ Description of the generic report card and the categories
- ✓ Correlation between good grades and attentiveness
- ✓ No mention of a doctor's medical skill, all doctors seemed to possess similar and interchangeable skills
- ✓ Issues that should be considered when looking for a doctor
- ✓ Conclusions of nationwide survey by the American College of Surgeons
- ✓ Consequence: everybody must educate themselves (doctors, nurses, all health care professionals, lawyers, pharmaceutical companies, insurance companies, and patients).

1–7. Obesity is contagious study finds

http://www.time.com/time/health/article/0,8599,1646997,00.html

Scanning

a) A study published in *The New England Journal of Medicine* which suggests that obesity may be contagious between people, like a common cold
b) A database of 12,067 densely interconnected people who had all participated in a major American heart study between 1971 and 2003
c) Fowler believes the effect has to do with social norms, and the contagion effect should hold just as much for weight loss as it does for weight gain
d) For policy analysts, the lesson is that public-health interventions may be far more cost-effective than previously acknowledged as helping one person lose weight can have a snowball effect through an entire social network

Skimming

✓ Obesity isn't just spreading, it may be contagious between people, like a common cold
✓ The authors searched a database to explore obesity in the context of a social network
✓ "You are what you and your friends eat"
✓ People tend to pattern their own behavior on the actions of people they consider friends
✓ Reason : social norms, whom we look to when considering appropriate social behavior
✓ The contagion effect should hold as much for weight loss as it does for weight gain
✓ Helping one person lose weight can have a snowball effect through an entire social network, the target person's friends and acquaintances

1–8. Interviewing for Medical School: New Process Better?

http://www.medscape.com/viewarticle/750591

Scanning

a) *Stanford University School of Medicine's* mission is to prepare physicians to provide outstanding, patient-centered care and to inspire future leaders to improve world health through scholarship and innovation
b) The selection process included performance in college, research, service to others, demonstration of leadership skills, originality and creativity, distinctions in music, literature, sports, and the arts
c) They felt the "chemistry" between interviewers and interviewees could affect the evaluations and bias the perceived suitability of the candidate
d) The multi-mini-interview uses multiple raters, applicants have 2 minutes to read a brief scenario (designed to probe ability to reason), then they have an open-ended, 8-minute discussion of the scenario before they move to another rater

Skimming

✓ Stanford University School of Medicine's mission
✓ Stanford University School of Medicine's past selection process
✓ Use of the past process: selling the school & learning about the candidates' interpersonal skills
✓ McMaster University's multi-mini-interview (MMI)
✓ Stanford University School of Medicine adopts MMI, as University of Cincinnati, UCLA, University of California Davis, Virginia Tech Carilion, and a few others
✓ Advantage 1: mitigates the potential adverse effects of bias
✓ Advantage 2: selects those skilled at interacting with multiple types of communicators
✓ Advantage 3: fairness, rater's scores ajusted for their own performance characteristics
✓ Description of MMI process and design
✓ Goal: to select those who best demonstrate the "people skills" so that they apply them in the clinical arena
✓ Selection is the first step in training ethical, thoughtful, effective physicians

2 Articles longs

2–1. Shifting Vaccination Politics – The End of Personal-Belief Exemptions in California
http://www.nejm.org/doi/full/10.1056/NEJMp1508701

Skimming

- ✓ New law in California (SB 277) narrows exceptions to school-entry vaccination mandates
- ✓ New law applies to elementary and secondary schools, public and private day-care centers
- ✓ The bill's opponents mobilized fiercely against it
- ✓ Four factors converged to enable its passage (examples)
- ✓ Substantial challenges and the strongest constitutional arguments may arise in states that allow exemptions for religious but not secular reasons
- ✓ Challengers may claim that SB 277 violates children's right to education
- ✓ Enforcement will be a difficult as educational institutions do not face penalties for failing to ensure follow-through (examples given)
- ✓ Other states may want to eliminate philosophical and religious exemptions as fewer vaccination exemptions and vaccine-preventable illnesses would be accomplishments that they would find difficult to ignore

2–2. Public Health in the Precision-Medicine Era
http://www.nejm.org/doi/full/10.1056/NEJMp1506241

Skimming

- ✓ New challenge of personalized or precision medicine
- ✓ 'What is needed now' depends on what you focus on (individual or collective level)
- ✓ Skepticism about what precision medicine has to offer regarding social determinants
- ✓ There are multiple contributors to the production of population health (living conditions, inequitable distribution of money, power, and resources)
- ✓ Health differences between groups and within groups are not driven by clinical care but by social-structural factors that shape our lives
- ✓ The US has poorer health indicators than many countries, some of them far less wealthy
- ✓ The real challenge: willingness to address persistent social realities
- ✓ Support in 2014 for research areas including the words "gene," "genome," or "genetic" was about 50% greater than funding for areas including the word "prevention"
- ✓ The proportion of NIH-funded projects with the words "public" or "population" in their title has dropped by 90% over the past 10 years
- ✓ Recent police shootings of minority men have triggered civil rights protests across the US, reflecting widespread dissatisfaction with unequal distribution of resources within a deeply divided society
- ✓ Focus on precision medicine by trusted spokespeople for health is a mistake — and a distraction from the goal of producing a healthier population

2–3. Threading the Needle — How to Stop the HIV Outbreak in Rural Indiana
http://www.nejm.org/doi/full/10.1056/NEJMp1507252

Skimming

- ✓ Rapidly escalating outbreak of HIV identified in Scott County
- ✓ Growing numbers of young people abusing opiates shifted to injectable opioids or heroin while needle-exchange programs are illegal in Indiana
- ✓ New epidemiologic profile of HIV outbreak (young, white, almost half women)
- ✓ Obtaining opiates is relatively easy but needles are in short supply and law does not authorize needle-exchange programs
- ✓ A very aggressive, multipronged public health prevention strategy is needed (access to needle-exchange programs, medication-assisted therapies for opioid use disorders)
- ✓ Barriers to access to sterile syringes persist
- ✓ Substance-use treatment remains inadequate and only a small percentage of opiate users have access to them
- ✓ Known barriers to testing (health insurance coverage, stigma, funding cutbacks)
- ✓ Existing prescription-drug monitoring programs could be improved to avert misprescribing and doctor shopping
- ✓ HIV outbreaks among injection-drug users can escalate quickly, yet they can be prevented and even reversed
- ✓ Aggressive implementation of evidence-based practices for HIV prevention is required
- ✓ Resources for expanding HIV screening among substance users and offering HAART to those who test positive are required
- ✓ Critical component of HIV prevention is lifting ban on using federal funds to support needle-exchange programs; supply-reduction measures work best when complemented by the harm reduction achievable with opioid-agonist therapy and needle-exchange programs

2–4. Placebo Effects in Medicine
http://www.nejm.org/doi/full/10.1056/NEJMp1504023

Skimming

- ✓ Placebo effects are improvements in patients' symptoms attributable to their participation in the therapeutic encounter
- ✓ They rely on complex neurobiologic mechanisms involving neurotransmitters and activation of specific, quantifiable, and relevant areas of the brain
- ✓ Therapeutic benefits associated with placebo effects do not alter the pathophysiology of diseases beyond their symptomatic manifestations, but common symptoms of cancer and side effects of cancer treatment are responsive to placebo treatments
- ✓ Effects of symbols and clinician interactions can dramatically enhance the effectiveness of pharmaceuticals
- ✓ Psychosocial factors that promote therapeutic placebo effects also have potential to cause adverse consequences (nocebo effects)
- ✓ More research is needed involving clinical interventions designed to elicit placebo effects in participants without deception and in a manner consistent with informed consent
- ✓ Medicine's goal is to heal, when no cure is available medicine's ultimate mission is to relieve unnecessary suffering
- ✓ Though placebo effects are modest they are at the core of what makes medicine a healing profession

2–5. GMOs, Herbicides, and Public Health
http://www.nejm.org/doi/full/10.1056/NEJMp1505660

Skimming

- ✓ the application of biotechnology to agriculture has been rapid and aggressive but the FDA does not require labeling of GM foods
- ✓ Sharp increases in amounts and numbers of chemical herbicides applied to GM crops
- ✓ Herbicide most widely used on GM crops just classified as "probable human carcinogen" and second one as "possible human carcinogen"
- ✓ Genetic engineering vastly expands traits that can be moved into plants and breeders can import DNA from anywhere in the biosphere
- ✓ Reports recommended development of new risk-assessment tools and postmarketing surveillance but these recommendations have gone unheeded.
- ✓ Herbicide resistance introduced into plants greatly simplify weed management
- ✓ Widespread adoption of herbicide-resistant crops has led to overreliance on herbicides and fields must now be treated with multiple herbicides
- ✓ Approvement of a new combination herbicide to be marketed with newly approved seeds genetically engineered to resist multiple herbicides
- ✓ Science and risk assessment supporting the decision are flawed: these studies predated current knowledge of low-dose, endocrine-mediated, and epigenetic effects and were not designed to detect them
- ✓ Time has come to reconsider all aspects of the safety of plant biotechnology
- ✓ Implementation of permission of the new combination herbicide should be delayed
- ✓ FDA should reconsider labeling of GM foods and couple it with adequately funded, long-term postmarketing surveillance

2–6. Establishing a Global Vaccine-Development Fund
http://www.nejm.org/doi/full/10.1056/NEJMp1506820

Skimming

- ✓ Vaccine against Ebola fever still missing because we have not been willing or able to invest in the costly and complex development process
- ✓ Vaccine development is facing a crisis and an international vaccine-development fund is urgently needed
- ✓ Vaccines against many infectious diseases are not being developed because the market is considered too small to justify the capital investment
- ✓ Only four major manufacturers focus on vaccine development, and companies and laboratories engaged in vaccine discovery and development lack the necessary resources to go through early-stage clinical trials
- ✓ Only a minority of trials of vaccines against new infectious disease targets are sponsored by major vaccine companies
- ✓ Growing need to improve old vaccines, external funding could permit the exploration of ideas for improving partially effective vaccines
- ✓ Governments, foundations, the pharmaceutical industry, and nontraditional sources could give the money necessary to start the proposed fund
- ✓ The fund would invite competitive proposals from scientists, their institutions, and eligible biotech companies
- ✓ Challenges facing vaccine developers = those of developing new classes of antibiotics
- ✓ A relatively modest, strategic investment could save thousands of lives and billions of dollars further down the line

2–7. A NICE Delivery - The Cross-Atlantic Divide over Treatment Intensity in Childbirth
http://www.nejm.org/doi/full/10.1056/NEJMp1501461

Skimming

- ✓ New guidelines on the safest way to give birth have been issued in the UK
- ✓ The National Institute for Health and Care Excellence (NICE) says that healthy women with straightforward pregnancies are safer giving birth at home or in a midwife-led unit
- ✓ The NHS believes that once the guidelines are implemented more women will give birth at home
- ✓ Obstetricians, trained to use scalpels, are much more likely than midwives to use them
- ✓ The NICE guidelines apply to low-risk pregnancies only
- ✓ Recommendations are based on central tendency but no patient believes she is average
- ✓ In uncommon cases, surgical obstetrical care saves lives
- ✓ NICE and ACOG both recognize that babies born at home face risks that might be avoided in a hospital setting
- ✓ The debate is about treatment intensity and when enough is enough
- ✓ 5 of the 10 most common medical interventions performed in the US are related to childbirth
- ✓ Underintervention is less likely in the UK than it is in the US as access to care is a given
- ✓ In the US, access to obstetric care coordinated among homes, birthing centers, and hospitals is both unreliable and uncommon
- ✓ There are lessons to be learned from the British system

2–8. A New Initiative on Precision Medicine
http://www.nejm.org/doi/full/10.1056/NEJMp1500523

Skimming

- ✓ A research initiative to accelerate progress toward a new era of precision medicine
- ✓ Need for a broad research program to encourage creative approaches, test and use them to build the evidence base needed to guide clinical practice
- ✓ Advances in basic research, molecular biology, genomics, and bioinformatics
- ✓ First near-term impact of precision medicine is oncology
- ✓ Need to build a "cancer knowledge network" to store molecular and medical data in digital form and to deliver them to scientists, health care workers, and patients
- ✓ Precision medicine's individualized, molecular approach to cancer will enrich and modify, not replace, the successful staples of oncology
- ✓ Second, research advances to enable better assessment of disease risk, understanding of disease mechanisms, and prediction of optimal therapy for many more diseases
- ✓ Development of creative new approaches, first to be tested in pilot studies then to be evaluated in much larger numbers of people over longer periods
- ✓ These research activities will propel our understanding of diseases
- ✓ Need of advancing regulatory frameworks to achieve the goals of precision medicine
- ✓ Notable near-term successes expected, provision of the right drug at the right dose to the right patient
- ✓ Worldwide interest in the initiative's goals should motivate and attract visionary scientists from many disciplines
- ✓ With sufficient resources and a strong, sustained commitment the full potential of precision medicine can be realized to give everyone the best chance at good health

2–9. The Vernacular of Risk — Rethinking Direct-to-Consumer Advertising of Pharmaceuticals
http://www.nejm.org/doi/full/10.1056/NEJMp1507924

Skimming

- ✓ The US allows direct-to-consumer advertising (DTCA) of prescription drugs in print, broadcast, and electronic media
- ✓ The FDA moves to enact new regulations regarding risk communication in DTCA to communicate those risks in a way consumers can understand
- ✓ Broader perspective on communicating on pharmaceutical risk in the past 50 years (examples): no improvement
- ✓ From 1985 onwards, companies' own patient information sheets reprinted text written for physicians and pharmacists (medical terminology, inscrutable fonts, useless)
- ✓ 1999 FDA's Medication Guide: user-friendly information distributed at the point of sale
- ✓ In 2015, companies could use smartphone-scannable QR codes to link such information to print ads or online materials for interested consumers
- ✓ Primary risk-communication challenges are not technological but social
- ✓ Consumers deserve to know something about the compounds they take into their bodies Marketers should be required to communicate risk information as effectively as they do their promotional messages

2–10. Preventing and Treating Narcotic Addiction - A Century of Federal Drug Control
http://www.nejm.org/doi/full/10.1056/NEJMp1508818

Skimming

- ✓ March 1915, Harrison Narcotic Act → Officials could better enforce existing laws and prosecute unregistered narcotics distributors
- ✓ 19th-century increase in consumption of narcotics had multiple causes: self-medication, narcotic-laced patent medicines, disease & trauma from the Civil War, spread of opium smoking, aggressive promotion of potent new drugs, few effective therapeutic alternatives so that physicians resorted to morphine injections to treat chronic, painful conditions
- ✓ In 1889, article in the *Journal* reminded physicians that opiates were highly toxic & that their benefits were offset by side effects
- ✓ Over the next 20 years, increasingly explicit expression of the same opinion in journal articles and medical school instruction → Pressure within the professions and exercise of state police power made a measurable difference → Progressive physicians and pharmacists managed to contain the first major US epidemic of iatrogenic opiate addiction
- ✓ Today the profession faces an even more widespread epidemic of iatrogenic addiction to opioids
- ✓ Two crucial lacunae in the Harrison Act: addiction and legality of supplying addicts with narcotics for gradual withdrawal or indefinite maintenance of their accustomed use
- ✓ Late 1960s and early 1970s: emergence of methadone maintenance and its validation by double-blind trials seemed to resolve the debate in favor of supplying addicts with long-acting opioid agonists
- ✓ Tertiary prevention by minimizing harm in cases of firmly established opioid addiction: key objectives are difficult to achieve if abstinence-oriented treatment is the only option available
- ✓ Longitudinal studies show recent abstinence is a major risk factor for fatal opioid overdose
- ✓ Harrison Act replaced by the 1970 Controlled Substances Act but durable precedents against maintenance and despite progress in harm reduction, deeply rooted bias continues to hinder medical efforts to ameliorate the effects of our country's latest narcotic-addiction epidemic

2–11. Ending the HIV–AIDS Pandemic – Follow the Science
http://www.nejm.org/doi/full/10.1056/NEJMp1502020

Skimming

- ✓ Early promise of durable effects from combination therapy has been realized for many patients: between 2000 and 2014, the rollout of ART saved an estimated 7.8 million lives worldwide
- ✓ The timing of ART initiation has remained the subject of intense debate, but today, a series of efficacy studies conducted over a period of more than a decade has fundamentally changed this discussion
- ✓ Promising data on the concept of using ART for HIV prevention in HIV-negative persons — preexposure prophylaxis (PrEP), and IPERGAY study findings demonstrate safety and efficacy of "on-demand" PrEP
- ✓ Benefits of prompt initiation of ART, regardless of the CD4+ T-cell count, outweigh the risks
- ✓ Three critical questions asked and answered: risks of toxic effects of long-term ART, can viral suppression prevent forward transmission, does initiating treatment at normal or near-normal CD4+ T-cell counts actually benefit the person being treated
- ✓ As a triad of critical clinical trials, SMART, HPTN 052, and START settle the debate concerning early initiation of ART
- ✓ These studies provide an evidence-based blueprint for effective treatment and prevention of HIV infection, now political will must provide financial and human resources necessary to dramatically scale up HIV testing and treatment around the world

3 Articles de recherche : Corrigés pages 99 à 101.

Chapitre 4 : Aborder les différentes sections de l'article de recherche médicale et biomédicale

L'article de recherche se présente sous la forme IMRAD (*Introduction*, *Materials & Methods*, *Results And Discussion*), et ses différentes sections sont très codifiées. Si vous savez de quelle manière les informations sont structurées à l'intérieur de chacune d'elles, vous aurez un outil précieux pour gagner du temps et de l'efficacité dans votre lecture.

Vous pourrez en outre vous servir de la technique du *scanning* pour repérer immédiatement l'information que vous recherchez, que ce soit pour évaluer la qualité de l'article, ses caractéristiques méthodologiques ou l'adéquation entre les méthodes statistiques utilisées et l'interprétation des résultats, en recherchant de manière sélective si les différentes grilles (classées sur le site *http://www.equator-network.org* selon le type d'étude) sont bien renseignées. Ces grilles d'évaluation sont détaillées dans la deuxième partie de cet ouvrage.

Vous trouverez ci-dessous le vocabulaire le plus fréquemment employé dans chacune des sections de l'article de recherche médicale ou biomédicale et une réflexion sur l'emploi des temps. En effet prêter attention au temps employé renseigne efficacement, c'est un repérage qui s'avérera utile dans votre lecture, et qui, au-delà de votre lecture, vous sera indispensable pour la rédaction future d'articles de recherche.

❖ Ce signe indique ci-après les titres des articles pris comme exemples.

1 – Section *Title*

Le titre peut être

- **Déclaratif** (c'est à dire comporter un sujet et un verbe), par exemple :
  - ❖ Transient elastography accurately predicts presence of significant portal hypertension in patients with chronic liver disease.
    http://onlinelibrary.wiley.com/doi/10.1111/j.1365-2036.2008.03701.x/full
  - ❖ Mutations in Each of the Five Subunits of Translation Initiation Factor eIF2B Can Cause Leukoencephalopathy with Vanishing White Matter.
    http://onlinelibrary.wiley.com/doi/10.1002/ana.10112/abstract

- **Descriptif** (des méthodes ou des résultats), par exemple :
  - ❖ Proton Pump Inhibitor Use, Hip Fracture, and Change in Bone Mineral Density in Postmenopausal Women – Results From the Women's Health Initiative *http://archinte.jamanetwork.com/article.aspx?articleid=415901*
  - ❖ Cardiovascular morbidity and mortality in the Losartan Intervention For Endpoint reduction in hypertension study (LIFE): a randomised trial against atenolol. *http://www.thelancet.com/pdfs/journals/lancet/PIIS0140-6736(02)08089-3.pdf*
  - ❖ Better use of primary care laboratory services following interventions to 'market' clinical guidelines in New Zealand: a controlled before-and-after study *http://qualitysafety.bmj.com/content/20/3/282.long*

- **Interrogatif,** mais cela reste rare : seulement 2% des titres d'articles médicaux !
  - ❖ How prepared is Europe for pandemic influenza? Analysis of national plans *http://www.thelancet.com/pdfs/journals/lancet/PIIS0140-6736(06)68511-5.pdf*
  - ❖ Are some people sensitive to mobile phone signals? Within participants double blind randomised provocation study *http://www.bmj.com/content/332/7546/886*

Le titre peut indiquer le plan expérimental, comme les recommandations aux auteurs le préconisent et comme certains journaux l'exigent, en particulier dans le cas d'essais randomisés, de revues systématiques et de méta-analyses comme nous l'avons vu précédemment, page 17.

Le titre peut comporter une chaine nominale, souvent difficile à appréhender pour des lecteurs non anglophones, et ce malgré les instructions données aux auteurs d'éviter les chaînes nominales. Reportez-vous à la page 25, qui vous aidera à affronter ce genre de difficulté.

Dans l'exemple suivant, le nom est chaque fois surligné, les termes qui sont avant lui fonctionnant comme des adjectifs :

- ❖ Prognostic Value of Minimal Residual Disease Quantification Before Allogeneic Stem-Cell Transplantation in Relapsed Childhood Acute Lymphoblastic Leukemia: The ALL-REZ BFM Study Group – American Society of Clinical Oncology. *http://jco.ascopubs.org/content/27/3/377.full*

Le vocabulaire de la section *Title*

Le classement ci-dessous présente les études en rapport ou en opposition entre elles chaque fois que possible.

Anglais	Français	Exemples
Case Report	Étude de cas	*Seizures in an immunocompromised adolescent: a case report*
Case Series	Série de cas	*Plastic bronchitis in children: A case series and review of the medical literature*
Case Control Study	Étude cas-témoins	*Benzodiazepine use and risk of Alzheimer's disease: case-control study*
Cohort study	Étude de cohorte	*Mental illness, challenging behaviour, and psychotropic drug prescribing in people with intellectual disability: UK population based cohort study*
Controlled Clinical Trial	Essai clinique contrôlé	*Controlled Clinical Trial of Traditional Chinese Medicine Mouthrinse*
Cross-Over Study	Étude croisée	*A Randomised, Cross-Over Study Comparing Injection Site Pain with Subcutaneous Epoetin Beta and Subcutaneous Darbepoetin Alfa in Patients with Chronic Kidney Disease*
Cross-Sectional Study	Étude transversale	*Norwegian physicians' knowledge of and opinions about evidence-based medicine: cross-sectional study*
Evaluation Study	Étude d'évaluation	*Potential of trans fats policies to reduce socioeconomic inequalities in mortality from coronary heart disease in England: cost effectiveness modelling study*
Intervention study	Étude d'intervention	*Implementation of rules based computerised bedside prescribing and administration: intervention study*
Longitudinal Study	Étude longitudinale	*A Longitudinal Cohort Study of Body Mass Index and Childhood Exposure to Secondhand Tobacco Smoke and Air Pollution: The Southern California Children's Health Study*
Meta-Analysis	Méta-analyse	*Sedative hypnotics in older people with insomnia: meta-analysis of risks and benefits*
Observational Study	Étude observationnelle	*Access, quality, and costs of care at physician owned hospitals in the United States: observational study*
Pilot Study	Étude pilote	*Pituitary-ovary axis and ovarian reserve in fertile women with multiple sclerosis: A pilot study*
Retrospective Study	Étude rétrospective	*Retrospective Study: Efficacy and Safety of Chlorambucil + Rituximab in CLL Patients*
Prospective Study	Étude prospective	*Hypnotics and mortality in an elderly general population: a 12-year prospective study*
Qualitative Study	Étude qualitative	*Physical activity in pregnancy: a qualitative study of the beliefs of overweight and obese pregnant women*

Quantitative Study	Étude quantitative	*Determinants of the Degree of Functional Mitral Regurgitation in Patients With Systolic Left Ventricular Dysfunction: A Quantitative Clinical Study*
Randomized Controlled Trial	Essai randomisé contrôlé	*A randomized, controlled clinical trial of education and physical training for women with fibromyalgia*
Systematic Review	Revue systématique	*Risk prediction models for contrast induced nephropathy: systematic review*
Therapeutic trial	Essai thérapeutique	*Incidence of Anticonvulsant Osteomalacia and Effect of Vitamin D: Controlled Therapeutic Trial*

Les temps dans la section *Title*

Les titres des articles de nombreuses revues médicales ou biomédicales ne comportent pas de phrase et n'ont donc pas besoin de comporter un verbe.

Lorsque le titre comporte une phrase, le verbe est au présent et indique alors la conclusion à laquelle l'étude est arrivée :

- Transient elastography accurately **predicts** presence of significant portal hypertension in patients with chronic liver disease
  http://onlinelibrary.wiley.com/doi/10.1111/j.1365-2036.2008.03701.x/full

- PERK EIF2AK3 control of pancreatic b cell differentiation and proliferation **is required** for postnatal glucose homeostasis
  http://www.sciencedirect.com/science/article/pii/S1550413106003640

- Mutations in Each of the Five Subunits of Translation Initiation Factor eIF2B **Can Cause** Leukoencephalopathy with Vanishing White Matter
  http://onlinelibrary.wiley.com/doi/10.1002/ana.10112/abstract

2 – Section *Abstract*

La structure de l'abstract dépend de chaque revue. Cela dit, l'abstract contient toujours plus ou moins les mêmes rubriques, même si elles ne portent pas le même nom.

Voici les instructions données par quelques revues pour la rédaction de l'abstract :

British Medical Journal (BMJ)

L'abstract ne doit pas dépasser 300 mots, et doit comprendre les paragraphes suivants *Objective(s), Design, Participants, Interventions* (s'il y en a eu), *Primary and secondary outcome measures, Results, Conclusions.*

Journal of American Medical Assosiation (JAMA)

L'abstract ne doit pas dépasser 300 mots, et doit comprendre les paragraphes suivants : *Context, Objective, Design, Setting, Patients (*ou *Participants), Interventions* (s'il y en a eu), *Main Outcome Measure(s), Results,* et *Conclusions.*

New England Journal of Medicine (NEJM)

L'abstract ne doit pas dépasser 250 mots, et doit se composer de 4 paragraphes nommés *Background, Methods, Results,* et *Conclusions*, qui doivent décrire brièvement respectivement le problème considéré dans l'étude, la façon dont l'étude a été menée, les résultats marquants et les conclusions qu'en tirent les auteurs.

Le vocabulaire des différentes parties de l'*abstract*

Anglais	Français
Objective(s)	Objectif(s)
Design	Plan/Schéma expérimental de l'étude
Setting	Lieu de l'étude
Population/Participants	Patients/Participants
Interventions	Interventions
Main Exposure Measures	Principales mesures d'exposition
Data Sources And Study Selection	Sources et procédures de sélection
Eligibility Criteria For Selecting Studies	Critères d'éligibilité
Data Extraction And Synthesis	Recueil et synthèse des données
Review Methods	Méthodes de recherche
Main Outcome Measures	Principaux paramètres d'évaluation
Results	Résultats
Conclusions And Relevance	Conclusions et pertinence clinique

Les temps dans la section *Abstract*

Les temps des verbes de la section *Abstract* sont en principe les mêmes que ceux employés dans chacune des sections correspondantes dans l'article, décrites plus loin.

- Outcomes After Hip Fracture Surgery Compared With Elective Total Hip Replacement *http://jama.jamanetwork.com/article.aspx?articleid=2441262*

– ***Importance*** *Patients undergoing surgery for a hip fracture* ***have*** *a higher risk of mortality and major complications compared with patients undergoing an elective total hip replacement (THR) operation. The effect of older age and comorbidities associated with hip fracture on this increased perioperative risk* **is** *unknown.*	**Présent**
– ***Objective To determine*** *if there was a difference in hospital mortality among patients who underwent hip fracture surgery relative to an elective THR, after adjustment for age, sex, and preoperative comorbidities.*	**Infinitif**
– ***Design, Setting, and Participants*** *Using the French National Hospital Discharge Database from January 2010 to December 2013, patients older than 45 years undergoing hip surgery at French hospitals* ***were included****. The International Statistical Classification of Diseases and Related Health Problems, 10th Revision (ICD-10), codes* ***were used*** *to determine patients' comorbidities and complications after surgery. A population matched for age, sex, and preoperative comorbidities of patients who underwent elective THR or hip fracture surgery* ***was created*** *using a multivariable logistic model and a greedy matching algorithm with a 1:1 ratio.*	**Passé**
– ***Exposure*** *Hip fracture.*	
– ***Main Outcomes and Measures*** *Postoperative in-hospital mortality.*	
– ***Results*** *A total of 690 995 eligible patients* ***were included*** *from 864 centers in France. Patients undergoing elective THR surgery (n = 371 191)* ***were*** *younger, more commonly men, and* ***had*** *less comorbidity compared with patients undergoing hip fracture surgery.*	**Passé**

Following hip fracture surgery (n = 319 804), 10 931 patients (3.42%) ***died*** *before hospital discharge and 669 patients (0.18%)* ***died*** *after elective THR. Multivariable analysis of the matched populations (n = 234 314)* ***demonstrated*** *a higher risk of mortality (1.82% for hip fracture surgery vs 0.31% for elective THR; absolute risk increase, 1.51% [95% CI, 1.46%-1.55%]; relative risk [RR], 5.88 [95% CI, 5.26-6.58]; P < .001) and of major postoperative complications (5.88% for hip fracture surgery vs 2.34% for elective THR; absolute risk increase, 3.54% [95% CI, 3.50%-3.59%]; RR, 2.50 [95% CI, 2.40-2.62]; P < .001) among patients undergoing hip fracture surgery.*

– ***Conclusions and Relevance*** *In a large cohort of French patients, hip fracture surgery compared with elective THR* ***was associated*** *with a higher risk of in-hospital mortality after adjustment for age, sex, and measured comorbidities. Further studies* ***are needed*** *to define the causes for these differences.*

Passé (spécifique)

Présent (visée vers le futur)

Sur un petit nuage...

Vous souvenez-vous du sens de chacun de ces mots ?

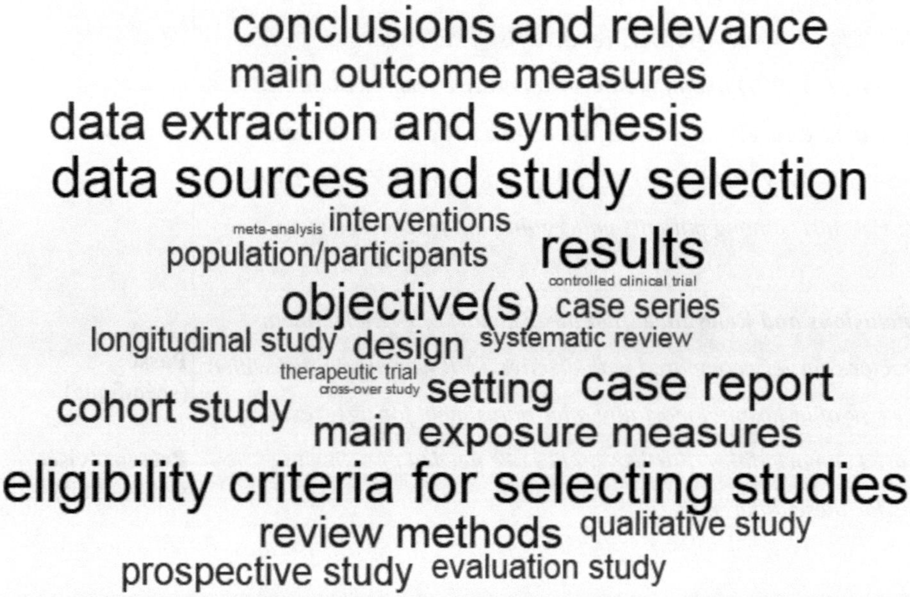

3 – Section *Introduction*

- **Son but :** renseigner sur le cadre et les objectifs de l'étude

- **Ses différentes parties**

  1– Définition, Problème et Revue de la littérature (état des connaissances)

  2– « Niche », déficit de connaissances, ce qui n'avait pas été exploré jusqu'à votre étude

  3– Objectif(s) – primaire, secondaire(s), Question et Hypothèses de recherche

- **Exemples :**

❖ Benzodiazepine use and risk of Alzheimer's disease: case-control study
http://www.bmj.com/content/349/bmj.g5205

1– Problème, Définition(s) et Revue de la littérature

Dementia is currently the main cause of dependency in older people and a major public health concern affecting about 36 million people worldwide. Because of population growth and demographic ageing, this number is expected to double every 20 years and to reach 115 million in 2050, resulting in tragic human consequences and social costs. As there are no effective treatments, the search for putative modifying factors remains a priority. Several studies have shown that benzodiazepine use could be one of these. This class of drugs is mainly used to treat anxiety or insomnia. Prevalence of use among elderly patients is consistently high in developed countries and ranges from 7% to 43%. International guidelines recommend short-term use, mainly because of withdrawal symptoms that make discontinuation problematic. Although the long-term effectiveness of benzodiazepines remains unproved for insomnia and questionable for anxiety, their use is predominantly chronic in older people.

2– « Niche »

While the acute deleterious effects of benzodiazepines on memory and cognition are well documented, the possibility of an increased risk of dementia is still a matter of debate. The frequency of symptoms highly correlated with prescription of benzodiazepines (anxiety, insomnia, and depressive disorders) increases in the years before a diagnosis of dementia. Hence, benzodiazepines might not cause the disease but rather be prescribed to treat its prodromes. Adjustment for such a reverse causality bias is not easy in observational studies as prodromes are often not recorded as such. It might consist in the demonstration of a delayed risk or in the censoring of information on exposures started during the suspected prodromal phase. Moreover, few studies published on the topic have had sufficient power to investigate a cumulative dose relation, which is a compelling argument in the assessment of a potentially drug induced outcome.

3– Objectif(s) de l'étude : dernier paragraphe de l'introduction

We evaluated the association between past benzodiazepine use and the risk of Alzheimer's disease using an administrative claims database with a long follow-up period and investigated the potential dose-effect relation.

❖ Efficacy and safety of galantamine in patients with mild to moderate Alzheimer's disease: multicentre randomised controlled trial
http://www.bmj.com/content/321/7274/1445

Cholinergic deficits are the most prominent neurochemical disturbances in patients with Alzheimer's disease and are thought to contribute to the deterioration in memory and other cognitive functions. Several pharmacological approaches have been used in an attempt to correct these deficits, including increasing the synthesis of acetylcholine, activation of muscarinic or nicotinic acetylcholine receptors, and inhibition of acetyl cholinesterase, the enzyme responsible for the hydrolysis of acetylcholine. Of these strategies, inhibition of acetyl cholinesterase is currently the most successful treatment for Alzheimer's disease. Well-designed clinical trials have consistently shown improved cognition and global assessment scores in patients taking acetyl cholinesterase inhibitors. The effects of cholinesterase inhibitors on patients' activities of daily living are unclear. There is also some evidence that patients who have the apolipoprotein E4 genotype may have a reduced response to cholinesterase inhibitors.

Définition et revue de la littérature

Galantamine is a new drug that reversibly and competitively inhibits acetyl cholinesterase and enhances the response of nicotinic receptors to acetylcholine. This enhancement of nicotinic neurotransmission may be clinically relevant because activation of presynaptic nicotinic receptors increases the release of acetylcholine and other neurotransmitters, such as glutamate, that are deficient in patients with Alzheimer's disease.

Niche

We evaluated the efficacy and safety of two maintenance doses of galantamine over six months compared with placebo in patients with mild to moderate Alzheimer's disease. We also investigated whether the apolipoprotein E4 genotype influences the response to galantamine.

Objectifs de l'étude

❖ Significant Reduction of Antibiotic Use in the Community after a Nationwide Campaign in France, 2002–2007
http://journals.plos.org/plosmedicine/article?id=10.1371/journal.pmed.1000084

Problème, Définition et Revue de la littérature

The emergence and the dissemination of drug-resistant bacterial strains make treatment decisions challenging and may be associated with treatment failures. This phenomenon has become a major public health issue.
Streptococcus pneumoniae is the most commonly identified bacterial cause of community-acquired invasive infections and pneumonia Multidrug-resistant pneumococci (MRP) are now ubiquitous, despite the recent availability and now wide use of 7-valent pneumococcal conjugate vaccine (7-PCV) in developed countries, with more infections being caused by nonvaccine serotypes.
Very few new antimicrobial drugs are expected to become available in the near future, and several studies support the notion that antibiotic consumption is a key driving force in the rate (number of resistant isolates/total number of isolates) of betalactam–resistant pneumococci and in the dissemination of MRP. Furthermore, there is some evidence that decreasing antibiotic use can lower MRP rates. For instance, the highest MRP rates are reported in southern Europe, south-eastern Asia, and North America, where antibiotic consumption is generally higher than in northern Europe. Thus, many countries have undertaken public health programs to optimize antibiotic prescriptions in the community.

Niche

In the early 2000s, France, a country with nearly 62,000,000 inhabitants and nearly 54,000 general practitioners, faced growing problems with MRP, with 50% of strains showing decreased penicillin G susceptibility. France was also identified as the country with the highest antibiotic consumption in Europe and one of the highest antimicrobial users worldwide. Thus, the French government initiated a long-term nationwide campaign to reduce antibiotic overuse and control the dissemination of resistant bacteria in the community. The national program, named ''Keep Antibiotics Working,'' was launched in 2001, targeting both the general public and health care professionals, to encourage surveillance of antibiotic use and resistance and to promote better-targeted antibiotic use.
Since 2002, a public service campaign entitled ''Les antibiotiques c'est pas automatique'' (''Antibiotics are not automatic'') is launched each winter with the

primary goal of decreasing prescriptions, particularly during the viral respiratory infection (VRI) epidemic season and among children, for whom 40% of the prescriptions are written.

In this article we evaluate the effectiveness of these campaigns by analyzing the evolution of outpatient antibiotic use in France from 2000 to 2007, for each therapeutic class, as well as by geographic and age-group patterns. We performed a time-series analysis and accounted for flu-like syndrome (FLS) variations.

Objectifs de l'étude

Le vocabulaire de la section *Introduction*

Voici les verbes les plus fréquemment employés dans cette partie de l'article, en particulier dans le dernier paragraphe, qui décrit les objectifs. Vous remarquerez qu'une grande partie de ces verbes sont « transparents », c'est encourageant !

Anglais	Français
aim (to)	viser (à)
address	aborder
analyse (British, BE)/analyze (American, AE)	analyser
ask whether	(se) demander si
assess	évaluer
associate	associer
calculate	calculer, évaluer
carry out	réaliser
characterise (BE)/characterize (AE)	caractériser
compare	comparer
conduct	conduire
demonstrate	démontrer
determine	déterminer
document	documenter
estimate	estimer
evaluate	évaluer
examine	examiner
expect	s'attendre à
explore	explorer
find, found, found	trouver
focus	se concentrer sur
hypothesise (BE)/hypothesize (AE)	faire une hypothèse
identify	identifier

include	inclure
increase	augmenter
indicate	indiquer
investigate	examiner
know, knew, known	savoir, connaitre
measure	mesurer
occur	se produire
perform	effectuer, faire
predict	prédire
question	questionner
relate to	concerner
remain	rester
report	rapporter
resolve/solve	résoudre
review	examiner
study	étudier, observer
synthetise (BE)/synthetize (AE)	synthétiser
test the hypothesis that	tester l'hypothèse que
use	utiliser

Exemples :

- Sedative hypnotics in older people with insomnia: meta-analysis of risks and benefits *http://www.bmj.com/content/331/7526/1169*

  ⇒ *This meta-analysis **aims to study** the benefits of sedative use, as determined by subjective reported changes in sleep variables, and the risks, as determined by adverse events*

- Donepezil for the Treatment of Agitation in Alzheimer's Disease *http://www.nejm.org/doi/full/10.1056/NEJMoa066583*

  ⇒ *We conducted a study **to assess** the effect of 12 weeks of treatment with donepezil on clinically significant agitation in patients with Alzheimer's disease*

- Benzodiazepine use and risk of Alzheimer's disease: case-control study *http://www.bmj.com/content/349/bmj.g5205*

  ⇒ *We **evaluated** the association between past benzodiazepine use and the risk of AD*

Les temps dans la section *Introduction*

Les temps employés dans les différentes parties de l'introduction correspondent aux différentes fonctions de celle-ci, vous pourrez rapidement identifier les trois sous-parties en observant les temps employés.

– **Les définitions** : les verbes sont au présent simple car ils expriment des faits établis :

⇒ *Cholinergic deficits **are** the most prominent neurochemical disturbances in patients with Alzheimer's disease and **are thought** (présent, passif) to contribute to the deterioration in memory and other cognitive functions*
http://www.ncbi.nlm.nih.gov/pmc/articles/PMC27547/

⇒ *The emergence and the dissemination of drug-resistant bacterial strains **make** treatment decisions challenging and may be associated with treatment failures*
http://journals.plos.org/plosmedicine/article?id=10.1371/journal.pmed.1000084

⇒ *Dementia **is** currently the main cause of dependency in older people and a major public health concern*
http://www.bmj.com/content/349/bmj.g5205

– **La « revue de la littérature »** : les verbes sont au *present perfect*, car on jette un regard rétrospectif avant d'établir un bilan présent de l'état des connaissances. Cette opération mentale (inconsciente !) est la valeur centrale du *present perfect.*

⇒ *Several studies **have shown** that benzodiazepine use could be one of these...*
http://www.bmj.com/content/349/bmj.g5205

⇒ *Several pharmacological approaches **have been used*** […] *to correct these deficits...*
http://www.ncbi.nlm.nih.gov/pmc/articles/PMC27547

⇒ *Well-designed clinical trials **have** consistently **shown** improved cognition...*
http://www.ncbi.nlm.nih.gov/pmc/articles/PMC27547/

– **La « Niche »**, c'est-à-dire la justification de votre étude où les auteurs montrent ce qui n'avait pas été exploré jusque-là : les verbes sont le plus souvent au présent :

⇒ *Despite the widespread use of sedative hypnotics in older people, **the risk-benefit relation is not known***
http://www.ncbi.nlm.nih.gov/pmc/articles/PMC1285093/

⇒ ***Clinical uncertainty persists** regarding the efficacy of cholinesterase inhibitors when behavioural disturbance is severe and is the indication for treatment*
http://www.nejm.org/doi/full/10.1056/NEJMoa066583

⇒ ***The effects** of cholinesterase inhibitors on patients' activities of daily living **are unclear***
http://www.bmj.com/content/321/7274/1445

– La question de recherche, les objectif(s) – primaire, secondaire(s)

C'est souvent, mais pas toujours, l'opérateur de visée *to* qui met en évidence les objectifs de l'étude :

⇒ ***This meta-analysis aims to study the benefits of sedative use**, as determined by subjective reported changes in sleep variables, and the risks, as determined by adverse events*
http://www.ncbi.nlm.nih.gov/pmc/articles/PMC1285093/

⇒ *We conducted a study **to assess the effect of 12 weeks of treatment** with donepezil on clinically significant agitation in patients with Alzheimer's disease*
http://www.ncbi.nlm.nih.gov/pmc/articles/PMC2546466/

⇒ ***We evaluated** the efficacy and safety of two maintenance doses of galantamine over six months compared with placebo in patients with mild to moderate Alzheimer's disease. **We also investigated whether** the apolipoprotein E4 genotype influences the response to galantamine.*
http://www.ncbi.nlm.nih.gov/pmc/articles/PMC27547/

Sur un petit nuage...

Vous souvenez-vous du sens de chacun de ces mots ?

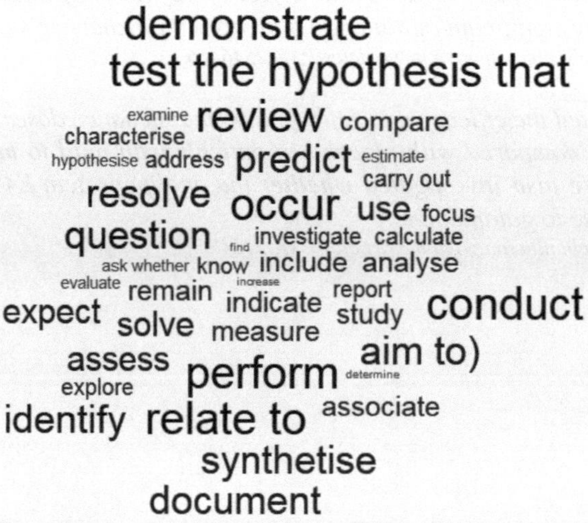

4 – Section *Materials & Methods*

Le vocabulaire de la section *Materials & Methods*

On retrouve bien sûr au début de cette section de nombreux termes qui apparaissent déjà dans le titre et l'*abstract*, notamment les différents types d'études, pour lesquels nous vous renvoyons aux sections précédentes.

Voici une liste additionnelle des termes les plus fréquemment employés, dans l'ordre où ces informations sont présentées dans la section *Materials and Methods*.

- **Recrutement/Sélection des participants** :

Les verbes, à la voix active ou à la voix passive, sont toujours énoncés au passé.

Anglais	Français
achieved remission	ont obtenu une rémission
completed	ont terminé
declined to participate	ont refusé de participer
did not give consent	n'ont pas donné leur consentement
did not meet inclusion criteria	n'ont pas satisfait aux critères d'inclusion
discontinued interventions	ont abandonné la procédure
dropped out	sont sortis d'étude
underwent randomization	ont été randomisés
participated in	ont participé à
were unwilling to	n'ont pas accepté de
were assessed for eligibility	ont été évalués pour vérifier leur admissibilité
were allocated to	ont été assignés à
were assigned to	ont été répartis
were enrolled	ont été recrutés
were excluded/were included	ont été exclus/ont été inclus
were lost to follow-up	ont été perdus de vue
were recruited	ont été recrutés
were selected	ont été sélectionnés

- **Population et effets indésirables**

Anglais	Français
adverse drug reaction, adverse effect	effet indésirable
adverse event	événement indésirable
adverse reaction	réaction indésirable
comorbidity	comorbidité
community clinic	structure de soins en ambulatoire
community patients	patients de la collectivité générale
community/population control	témoin ambulatoire/témoin de population
expected/unexpected adverse drug reaction	effet indésirable attendu/inattendu
hospital control	témoin hospitalier
hospitalized patients/inpatients	patient hospitalisés
onset delay/time to onset	délai d'apparition des effets
mandatory reporting	déclaration obligatoire
natural history	évolution naturelle de la maladie
outpatient care/ambulatory care	traitement en ambulatoire
primary care	soins primaires
private practice	cabinet privé/secteur privé
reference population/group	population/groupe de référence
target population	population cible
patient consent	consentement des patients
patient selection	sélection des patients
sample size	taille de l'échantillon
side effects	effets secondaires
setting	lieu, milieu
source population	population source
specialized centre	centre spécialisé
therapeutic impact	intérêt, répercussion thérapeutique

- **Interventions** (ces verbes d'action sont souvent transparents, de « vrais amis »)

Anglais	Français
administer	administrer
amplify	amplifier
assess	évaluer
carry out	réaliser, effectuer
collect	recueillir
contain	contenir, comprendre, inclure
detect	déceler, détecter
determine	déterminer, définir, fixer, constater
digest	assimiler
elute	éluer
extract	extraire
implement	mettre en oeuvre
include	inclure, contenir
inform	informer
initiate	instaurer
intervene	intervenir
isolate	isoler
obtain	obtenir
perform	effectuer
precipitate	précipiter
prepare	préparer
provide	fournir
purify	purifier
stain/label	marquer
visualize	visualiser

- **Vocabulaire de biostatistique**

Anglais	Français
adjustment covariables/covariates	covariables d'ajustement
adjust for age, gender	ajuster selon l'âge, le sexe
arm	bras de l'essai
average (adj)/(noun)	moyen/moyenne
baseline	point de référence (à l'inclusion, au début)
Bonferroni adjustment	ajustement de Bonferroni
chi-square test	test du chi carré/chi-deux
confidence interval	intervalle de confiance
data	données
distribution	distribution
effect size	taille d'effet
estimate (n/v) – crude/ajusted	estimation – brute/corrigée ; estimer
hazard ratio (HR)/relative risk (RR)/absolute risk	rapport de risque/risque relatif/absolu
mean (adj)/(noun)	moyen/moyenne
median (adj)/(noun)	médian/médiane
incidence rate	taux d'incidence
interquartile range	écart interquartile
logistic regression model	modèle de régression logistique
linear mixed model	modèle linéaire mixte
log-rank test	test du log-rank
missing data	données manquantes
multivariate model/regression	modèle/régression multivarié(e)
odds-ratio (OR)	odds ratio, rapport de cotes
p-value	valeur-p, valeur petit p
pool data	mutualiser les données
propensity score	score de propension

quartile	quartile
randomization	randomisation
reference range	norme de référence
risk factor	facteur de risque
standard deviation, +/- SD	écart type, +/- écart type/déviation standard
standard error	erreur type
statistical power	puissance statistique
statistical significance	significativité statistique
Student's test	test de Student ou t test
standardised mortality ratio	ratio de mortalité standardisé
survival analysis/model	analyse/modèle de survie
threshold/cut off point	seuil
variance analysis (ANOVA)	analyse de variance (ANOVA)

- **Vocabulaire de recherche clinique**

Anglais	Français
adherence/compliance	adhésion au traitement/observance
allocation	affectation, attribution
benefit/risk ratio	rapport bénéfice/risque
benchmark	critère de référence
benchmark treatment	traitement de référence
bias (allocation, ascertainment, assessor, detection, response)	biais (d'affectation, de mesure, d'évaluateur, de détection, de réponse)
causality	causalité
causal pathway	chaine causale
confounder/confounding factor	facteur de confusion
contraindication	contre-indication
control group	groupe témoin
cost-benefit analysis	analyse coût-bénéfice

cost-effectiveness study	étude coût-efficacité
data collection	recueil des données
design/study design	schéma expérimental/plan expérimental de l'étude
diagnostic test	test diagnostique
double-blind method	méthode à double insu (double aveugle)
effectiveness	efficacité (dans la pratique)/productivité
efficacy	efficacité (en laboratoire, dans les études)
efficiency	efficience/rapport coût-économie
eligibility criterion/criteria	critère/critères d'éligibilité
empirical research	recherche empirique
endpoint/criterion/outcome	paramètre/critère de jugement
ethical research committee	Comité de Protection des Personnes (CPP)
evidence-based	fondé sur les preuves
follow-up	suivi
genome-wide association study	étude d'association pangénomique
gold standard	examen de référence
incidence rate	taux d'incidence
inclusion/non inclusion/exclusion criteria	critères d'inclusion/non inclusion/exclusion
intention-to-treat analysis/intent to treat	analyse en intention de traiter
interim analysis	analyse intermédiaire
level of evidence	niveau de preuve
lost/loss to follow-up	perdus de vue
matched-pair analysis	analyse en échantillons appariés
matching	assortiment/appariement
missing outcome data	valeurs manquantes
negative predictive value (NPV)	valeur prédictive négative (VPN)
normal values used	valeurs normales retenues
number needed to treat (NNT)	nombre de sujets à traiter (NST)

number needed to harm (NNH)	nombre de sujets à traiter pour avoir un événement indésirable
parallel group design	plan en groupes parallèles
per protocol/on study analysis	analyse per protocole
positive predictive value (PPV)	valeur prédictive positive (VPP)
predictive value of tests	valeur prédictive des tests
premature discontinuation	arrêt prématuré
primary criterion/endpoint/outcome	critère de jugement principal
QALY (quality adjusted life years)	facteur QALY (années de vie pondérées par leur qualité)
random allocation	répartition aléatoire
random draw	tirage au sort/aléatoire/sélection au hasard
randomized sample	échantillon tiré au sort
record (verbe, accentué sur la 2e syllabe)	enregistrer
record (nom, accentué sur la 1e syllabe)/ *patient chart*	dossier
register/registry	base de données/registre
reliability	fiabilité
reproducibility	reproductibilité
secondary criteria/endpoints/outcomes	critères secondaires
sensitivity (Se)	sensibilité
specificity (Sp)	spécificité
single-blind method	étude en simple insu
strength of evidence	force de la preuve/niveau de preuve
source/study population	population souche/population d'étude
surrogate criterion/endpoint/outcome	critère intermédiaire
target population	population cible
target sample size	taille de l'échantillon cible
test (one-sided, 2-sided)	test (unilatéral, bilatéral)
time factors/ time-dependent factors	facteurs temporels/facteurs dépendant du temps

Sur un petit nuage…

Vous souvenez-vous du sens de chacun de ces mots ?

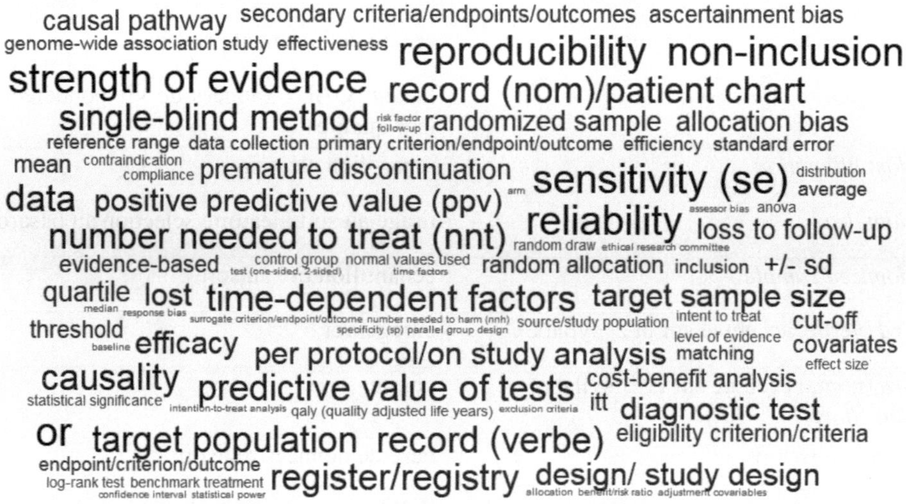

Les temps dans la section *Materials & Methods*

La section *Materials and Methods* décrit ce qui a été fait, comment et pourquoi. Le recrutement et la mise en place des interventions ont eu lieu à un moment précis du passé, qui n'est pas envisagé dans son rapport au présent. C'est la définition même du temps que l'on appelle ***Past*** (ou ***Preterite***, en français Prétérit*)* qui est donc **le temps de référence dans cette section.**

- **Le Prétérit**

❖ Benzodiazepine use and risk of Alzheimer's disease: case-control study
http://www.bmj.com/content/349/bmj.g5205

⇒ *Each person with dementia (case)* ***was matched*** *on sex, age group (70-74, 75-79, 80-84, or ≥85), and duration of follow-up (6, 7, 8, 9, or 10 years) at the index date with four controls by using an incidence density sampling strategy.* [...] *Benzodiazepine use* ***was assessed*** *with dispensation claims recorded in the RAMQ database.*

We ***considered*** *all benzodiazepines included in the RAMQ list of reimbursed drugs during the study period (table 1). Treatments initiated less than five years before the index date* ***were not considered*** *as this could convey a reverse causality bias. Therefore, exposure* ***was ascertained*** *in a time window ranging from five to 10 years (maximum duration of follow-up) before the index date.*

- **Certains autres temps du passé sont également possibles dans cette section :**

– **le passé avec aspect BE conjugué + V–ing** : il indique qu'une action était en cours lorsqu'une autre s'est produite

– **le past perfect (had + participe passé)** : il indique qu'un événement ou une action ont précédé un autre événement ou action eux-mêmes énoncés au passé :

Exemples :

Patients were eligible for inclusion if [...] *they* ***were not receiving*** *neuroleptic agents or cholinesterase inhibitors at the time of enrollment,*	⇒ Aspect **BE+ V-ing**
had not received *them in the previous 4 weeks, and*	⇒ **Past perfect**
were not being considered *for such treatment for the next 16 weeks* [...]	⇒ Aspect **BE+ V-ing/passif**

❖ Donepezil for the Treatment of Agitation in Alzheimer's Disease
http://www.nejm.org/doi/full/10.1056/NEJMoa066583

We studied outpatients who ***had*** *a history of cognitive*	⇒ **Past**
decline that ***had been*** *gradual in onset and progressive over at least six months* [...]	⇒ **Past perfect**

❖ Efficacy and safety of galantamine in patients with mild to moderate Alzheimer's disease: multicentre randomised controlled trial, BMJ. 2000 Dec 9
http://www.ncbi.nlm.nih.gov/pmc/articles/PMC27547

- **La voix passive**

La voix passive met l'accent sur *ce qui a été fait* et non sur *qui l'a fait*, c'est la raison pour laquelle on rencontre autant de verbes à la voix passive dans cette section où l'agent (celui qui a fait l'étude ou l'expérience) n'est pas l'information principale.

Cela dit,

⇒ l'emploi de la voix active est privilégié chaque fois que cela est possible, souvent en changeant le sens du verbe, par exemple
Patients were treated with... → *Patients received...*

⇒ certaines revues médicales ou biomédicales encouragent l'emploi de la voix active et il n'est pas rare de rencontrer des formulations comme
We considered..., *We studied...*, comme dans les exemples grisés de la page 77.

- **Prétérit, participe passé, verbe au passif ?**

Le paragraphe ci-dessous illustre la difficulté déjà abordée pages 28-29, à savoir distinguer prétérit, participe passé et verbe au passif. Vous remarquerez en outre que WERE peut se trouver en quelque sorte en « facteur commun » et se distribuer sur deux participes passés.

❖ Toward Personalized Medicine: Using Cardiomyocytes Differentiated From Urine-Derived Pluripotent Stem Cells to Recapitulate Electrophysiological Characteristics of Type 2 Long QT Syndrome *http://jaha.ahajournals.org/content/4/9/e002159.full*

Pour vous aider, les formes concernées sont signalées de la sorte : verbe ***actif au prétérit***, ***participe passé*** (qualifie un *nom*), **[*verbe au passif*]** (BE conjugué + participe passé).

Patient Characteristics

The study **[*was conducted*]** *in compliance with current good clinical practice standards and in accordance with the principles set forth under the Declaration of Helsinki (1989). Institutional review board approvals of the study* **[*were obtained*]** *before initiation of patient enrollment. Each participant entering the study* ***agreed to*** *and* ***signed*** *an institutional review* ***board–approved*** *statement of informed consent.*

Somatic cells from a urine sample **[*were obtained*]** *from a man aged 22 years who* ***presented*** *syncope and torsades de pointes arrhythmia at age 13 years during treatment with the antitussive drug clobutinol. ECG analysis* ***showed prolonged*** *QT duration (corrected QT interval of 628 ms with Bazett's formula and 597 ms with Fredericia's formula). The patient carries a missense mutation in the KCNH2 gene, encoding the HERG K^+ channel α-subunit, causing an alanine-to-proline substitution at position 561 (chromosome 7: 150 648 800G>C;*

NM_000238 A561P). As a control, somatic cells from a urine sample ***were** also **obtained** from the patient's mother, aged 46 years, who **had** no clinical symptoms and a normal ECG and who **was** negative for the KCNH2 mutation. An additional control, the previously described foreskin fibroblast-derived hiPS (FhiPS) cell clone iPS.C2a,* ***was** also **used***.

- **Difficulté particulière**

Le deuxième paragraphe, extrait du même article, illustre une difficulté également mentionnée pages 25-26 : les phrases très longues où il est facile de perdre le sens. Ici la difficulté vient des parenthèses qui apportent de multiples informations techniques.

Notre conseil : opérez immédiatement les repérages de base (*Qui Fait Quoi*, c'est-à-dire sujet/verbe/complément) sans lire ce qui est entre crochets.

Urine Cell Collection, Isolation, and Culture

Urine cells ***were isolated** and **cultured**, as **described** previously. Briefly, cell pellets **were collected** from whole urine samples (130 to 265 mL) via centrifugation (5 minutes at 1200g) and **washed** with PBS. Pellets **were resuspended** in RE/MC (renal epithelial/mesenchymal cell) medium **composed** of 50% RE medium (renal epithelial cell growth medium SingleQuot supplement and growth factors [catalog number CC-3190; Lonza]) and 50% MC medium (DMEM/high glucose **supplemented** with 10% [vol/vol] FBS, 1% [vol/vol] GlutaMAX, 1% [vol/vol] nonessential amino acid [NEAA], 100 U/mL penicillin, 100 µg/mL streptomycin, 5 ng/mL basic fibroblast growth factor [Miltenyi Biotec], 5 ng/mL PDGF-AB [Cell Guidance] and 5 ng/mL epidermal growth factor [PeproTech]) and **cultured** on 0.1% gelatin-coated plates. Urine cell clusters **were passaged** using TripLE (Life Technologies) and **characterized***.

– Reprenons la première phrase de ce paragraphe, plutôt difficile à lire…

Pellets were resuspended in RE/MC (renal epithelial/mesenchymal cell) medium composed of 50% RE medium (renal epithelial cell growth medium SingleQuot supplement and growth factors [catalog number CC-3190; Lonza]) and 50% MC medium (DMEM/high glucose supplemented with 10% [vol/vol] FBS, 1% [vol/vol] GlutaMAX, 1% [vol/vol] nonessential amino acid [NEAA], 100 U/mL penicillin, 100 µg/mL streptomycin, 5 ng/mL basic fibroblast growth factor [Miltenyi Biotec], 5 ng/mL PDGF-AB [Cell Guidance] and 5 ng/mL epidermal growth factor [PeproTech]) and cultured on 0.1% gelatin-coated plates...

– Appliquons la technique préconisée. Voici notre première lecture :

Pellets were resuspended in RE/MC *(renal epithelial/mesenchymal cell)* **medium composed of 50% RE medium** *(renal epithelial cell growth medium SingleQuot supplement and growth factors [catalog number CC-3190; Lonza])* **and 50% MC medium** *(DMEM/high glucose supplemented with 10% [vol/vol] FBS, 1% [vol/vol] GlutaMAX, 1% [vol/vol] nonessential amino acid [NEAA], 100 U/mL penicillin, 100 µg/mL streptomycin, 5 ng/mL basic fibroblast growth factor [Miltenyi Biotec], 5 ng/mL PDGF-AB [Cell Guidance] and 5 ng/mL epidermal growth factor [PeproTech])* **and cultured on 0.1% gelatin-coated plates...**

– Ce que nous retenons :

Pellets were resuspended in RE/MC medium composed of 50% RE medium and 50% MC medium and cultured on 0.1% gelatin-coated plates.

On peut désormais s'intéresser aux détails fournis dans les parenthèses et les crochets !

5 – Section *Results*

Cette section présente dans l'ordre suivant : une description de la population effectivement étudiée, qui doit porter sur toutes les variables cliniques pertinentes et sur tous les groupes, puis une réponse à l'objectif principal, qui doit reposer sur l'estimation de paramètres statistiques constituant des résultats informatifs (y compris une mesure de précision, intervalle de confiance par exemple, et de signification statistique), et enfin les réponses aux objectifs secondaires éventuels.

Le vocabulaire de la section *Results*

- **Le texte :** les verbes le plus souvent employés (la plupart sont transparents)

Anglais	Français
affect	affecter, influer sur
alter	modifier, transformer
associate	associer
assume	supposer, croire
decrease	diminuer, abaisser, restreindre
emerge	apparaitre
enhance	améliorer, augmenter
establish	établir
fail to	ne pas arriver à
find, found, found /findings	trouver /conclusions
increase	augmenter, accroître
indicate	indiquer
modify	modifier
note	noter
observe	observer, remarquer
present	présenter, révéler
range from…to…/range between …and…	aller de…à…/s'échelonner de…à…
rank	se classer

reduce	réduire, restreindre, alléger
result in	entraîner, avoir pour conséquence
reveal	révéler
yield (results)	donner, produire (des résultats)

- **Les figures**

Anglais	Français
bar graph/chart	diagramme (données catégorielles)
baseline	valeur de référence
box-whisker plot	boîte à moustaches/diagramme en boîte/boîte de Tukey
figure	figure
flow diagram, flow chart	diagramme de flux, algorithme de décision/de sélection des sujets
forest plot	diagramme en forêt
funnel plot	graphique en forme d'entonnoir
graph	graphique
label	étiquette/marque
legend	légende
histogram	histogramme (données continues)
pie-chart	graphique en secteur/camembert
scatter plot	nuage de points
table	tableau
x-axis, horizontal axis (independent variable)	axe des x, abscisses (variable indépendante)
y-axis, vertical axis (dependent variable)	axe des y, ordonnées (variable dépendante)

❖ Hypnotics and mortality in an elderly general population: a 12-year prospective study
http://bmcmedicine.biomedcentral.com/articles/10.1186/1741-7015-11-212

⇒ *As shown in the study **diagram (Figure 1)**, the study sample included 6,696 participants free of dementia (58.7% women) with a median age of 72.8 years (range, 65.0 to 95.0 years).*

⇒ *Baseline sociodemographic and clinical characteristics of the participants according to hypnotic use are described in **Table 1***

❖ Sedative hypnotics in older people with insomnia: meta-analysis of risks and benefits
http://www.bmj.com/content/331/7526/1169

⇒ ***Fig 1 Flowchart** for identification of studies*

Les temps dans la section *Results*

La section *Results* décrit ce qui a été mis en évidence à un moment du passé qui n'est pas envisagé dans son rapport au présent. Il est donc logique que ces résultats soient énoncés au **passé** (***Past*** ou ***Preterite,*** en français Prétérit), que le verbe soit à la voix active ou à la voix passive.

❖ Placebo-controlled trial of agomelatine in the treatment of major depressive disorder.
http://www.ncbi.nlm.nih.gov/pubmed/16249073

⇒ *There* ***was*** *a significant difference in the percentage of responders following agomelatine vs. placebo in the 'severe' subpopulation* [...] *The survival analysis of time to first response also* ***showed*** *a statistically significant difference* [...] *As early as week 2, a difference* ***was observed*** [...]. *Finally, a greater proportion of patients treated with agomelatine* ***achieved*** *remission* [...]

Par contre on commente au présent les données, les figures, les tableaux, comme le montrent les trois exemples suivants extraits de

❖ Personalised physician learning intervention to improve hypertension and lipid control: randomised trial comparing two methods of physician profiling
http://qualitysafety.bmj.com/content/early/2014/09/16/bmjqs-2014-002807

⇒ *Figure 1* ***illustrates*** *the study design,* ***which tests*** *impact of PPL interventions on BP and lipid control, with direct comparison of two distinct methods of assigning personalised learning cases to PCPs.*

⇒ *Figure 2* ***is*** *a CONSORT diagram that* ***describes*** *selection and follow-through of eligible PCPs and patient study subjects.*

⇒ *The analytical sample for the lipid analysis (n=15 392)* ***includes*** *patients with uncontrolled LDL at baseline and a postintervention LDL.*

Sur un petit nuage…

Vous souvenez-vous du sens de chacun de ces mots ?

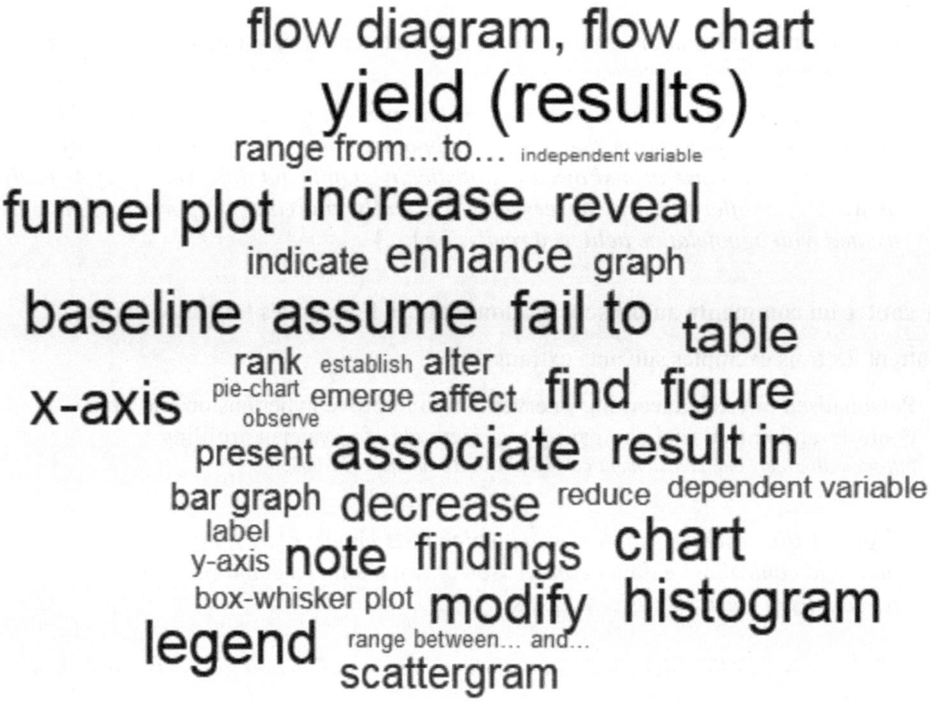

6 – Section *Discussion & Conclusions*

La sous-partie *Discussion* de cette section rappelle dès le début les résultats principaux, puis évalue les limites, les forces et les faiblesses de l'étude, ce qui permet de juger de la qualité et de la validité des résultats et propose une mise en perspective des résultats par rapport aux connaissances scientifiques et médicales internationales.

La sous-partie *Conclusions* précise si le but du travail exposé à la fin de l'introduction a été atteint ou pas, suggère des pistes de recherches ultérieures, indique les implications pratiques qui doivent découler logiquement des résultats de l'étude et de l'état des connaissances et enfin formule les recommandations des auteurs.

Le vocabulaire de la section *Discussion & Conclusions*

- **Les verbes exprimant l'opinion :** beaucoup sont transparents, de « vrais amis » !

Anglais	Français
account for	tenir compte de, rendre compte de
appear	apparaître
argue	estimer, prétendre
ascertain	vérifier, constater
assert	affirmer
believe	croire, penser
characterise (BE)/*characterize* (AE)	définir
claim	affirmer, prétendre
compare	comparer
conclude	conclure
consider	estimer
confirm	confirmer
criticise (BE)/*criticize* (AE)	critiquer
demonstrate	démontrer
detect	détecter
diagnose	diagnostiquer

differ	différer
disclose	révéler
discuss	discuter
emphasize	souligner, affirmer
enhance	améliorer, augmenter, mettre en valeur
evaluate	évaluer, estimer
explain	expliquer
focus	se concentrer
foster	favoriser
highlight	mettre en évidence
hold, held, held	considérer, soutenir
identify	identifier
illustrate	illustrer
imply	impliquer, suggérer, signifier
indicate	indiquer, révéler
induce	provoquer
infer	déduire, conclure
involve	impliquer, entrainer
justify	justifier
lead (to), led, led	induire, déboucher sur
note	observer, constater
observe	observer
outline	souligner
ponder	réfléchir, méditer
point out	montrer
present	présenter
prevail	prévaloir
promote	favoriser, promouvoir

provide	fournir
reflect	refléter
report	rapporter
require	exiger, requérir
see, saw, seen	voir
seek, sought, sought	chercher, rechercher
seem	sembler
show, showed, shown	montrer
state	indiquer, affirmer
stress	mettre l'accent sur
suggest	suggérer
summarise (BE)/*summarize* (AE)	résumer
support the hypothesis that...	conforter/confirmer/ corroborer/étayer l'hypothèse que…
underestimate	sous-estimer, minorer
validate	valider
verify	vérifier
worsen	aggraver

- **Les verbes exprimant une variation**

Anglais	Français
alter	modifier
decline	diminuer, baisser
decrease	diminuer, décroître
differ (from)	différer, diverger, varier
elevate	élever, hausser, promouvoir
heighten	augmenter, aggraver
increase	augmenter, accroître
lower	diminuer, faire baisser
reduce (to)	réduire, diminuer, alléger, ramener (à)
rise	augmenter, monter, grimper
vary (from...to)	varier (de…à…)

- **Limites de l'étude (*Limitations*) : Vocabulaire de typologie des biais**, outre ceux déjà mentionnés page 73.

Anglais	Français
ascertainment bias	biais de mesure
assessment/misclassification	biais de classement (méthode de mesure, subjectivité, mémorisation)
attrition bias	biais d'attrition
confounding bias	biais de confusion
confounding factors	facteurs de confusion
information bias	biais d'information
protopathic bias	biais prédictif/biais prothopathique
publication bias	biais de publication
recall bias	biais de mémorisation
recruitment bias	biais de recrutement
reverse causality bias	biais de causalité inverse
selection bias, sample/sampling distortion bias	biais de sélection

Exemple :

- Sedative hypnotics in older people with insomnia: meta-analysis of risks and benefits
  http://www.bmj.com/content/331/7526/1169

⇒ *Funnel plot analyses indicated a* ***possible publication bias*** *on outcomes of sleep quality and total sleep time favouring positive results* [...]

⇒ *Interpretation of this meta-analysis* ***must take into account*** *that all sedatives or all benzodiazepines were grouped together for analyses, irrespective of differences in half life, potency, or dosage* [...]

⇒ ***Another potential source of variability*** *was the health status of the participants in the studies* [...]

⇒ *Two studies excluded placebo responders,* ***leading to an enriched sample****. Using placebo run-in scores or* ***enriched samples might lead to underestimated placebo effects*** *and inflated estimates of treatment effects.* [...]

⇒ *Dependence and habituation are some of the* ***major concerns with sedative use****, but* ***were not addressed directly*** *in any of the studies.* ***These factors also weigh on the risk-benefit relation, but their role could not be determined*** *in this study.*

L'expression de la comparaison

On trouve dans cette section des exemples abondants de structures de comparaison pour évaluer les similarités et les différences entre les bras de l'étude en question ou entre l'étude elle-même et les données déjà disponibles.

- **Similarité : comparatif d'égalité, expressions lexicales**

❖ Efficacy and safety of galantamine in patients with mild to moderate Alzheimer's disease: multicentre randomised controlled trial
http://www.ncbi.nlm.nih.gov/pmc/articles/PMC27547/

⇒ *The cognitive decline at six months in the placebo group in our study was at least* ***as great as*** *that found in placebo groups in other comparable studies.*

⇒ ***As many as*** *70% of patients with Alzheimer's disease carry at least one copy of apolipoprotein E4.*

⇒ *The monthly rate of discontinuations due to adverse events with galantamine* ***was comparable to*** *the rate with placebo during the maintenance phase of the study.*

❖ Transient elastography accurately predicts presence of significant portal hypertension in patients with chronic liver disease.
http://www.ncbi.nlm.nih.gov/pubmed/18397389

⇒ *Our results* ***are in agreement with*** *the previous study by Vizzuti et al.*

⇒ *This* ***is in keeping with*** *the fact that the development of porto-systemic collaterals is not strictly correlated with HVPG.*

❖ Sedative hypnotics in older people with insomnia: meta-analysis of risks and benefits
http://www.ncbi.nlm.nih.gov/pmc/articles/PMC1285093/

⇒ *The increase in psychomotor-type side effects found with sedative use in our study* [ ] ***is similar to*** *the increase in reports of dizziness and lightheadedness found in the Holbrook meta-analysis after benzodiazepine use* [ ]

❖ Significant Reduction of Antibiotic Use in the Community after a Nationwide Campaign in France, 2002–2007
http://journals.plos.org/plosmedicine/article?id=10.1371/journal.pmed.1000084

⇒ *After controlling for the influence of the FLS incidence rate, we observed a 26.5%* […] *change in winter antibiotic consumption for the total population, a decrease* ***similar to that*** *obtained without controlling for the FLS incidence rate.*

- **Différence : comparatif de supériorité ou d'infériorité, superlatif, expressions lexicales**

❖ Sedative hypnotics in older people with insomnia: meta-analysis of risks and benefits
http://www.ncbi.nlm.nih.gov/pmc/articles/PMC1285093/

⇒ *This is **lower than** our reported odds ratio for subjective reports of daytime fatigue after night time sedative use*

⇒ *This may indicate that **older** people have **similar or greater** potential for risks such as adverse events **than younger** adults*

⇒ *Holbrook* [...] *found **a significant increase** in adverse events with benzodiazepine use*

❖ Efficacy and safety of galantamine in patients with mild to moderate Alzheimer's disease: multicentre randomised controlled trial
http://www.ncbi.nlm.nih.gov/pmc/articles/PMC27547/

⇒ *The **most common adverse** event in the galantamine groups was nausea*

⇒ *For **most patients** in our study, nausea was mild to moderate and lasted a median of five to six days*

❖ Benzodiazepine use and risk of Alzheimer's disease: case-control study
http://www.bmj.com/content/349/bmj.g5205

⇒ *The risk of Alzheimer's disease **was increased by 43-51%** among those who had used benzodiazepines in the past*

❖ Sedative hypnotics in older people with insomnia: meta-analysis of risks and benefits *http://www.bmj.com/content/331/7526/1169*

⇒ *The effectiveness estimate is **less precise** (the confidence interval is **wider**)*

- **Multiplication**

❖ Sedative hypnotics in older people with insomnia: meta-analysis of risks and benefits
http://www.bmj.com/content/331/7526/1169

⇒ *This ratio indicates that an adverse event is **more than twice as likely as** enhanced quality of sleep*

⇒ *This ratio can be used as a rough indicator only, as **more than double the number of participants** contributed to the "harm" data **than** to the "effectiveness" data*

Structures de comparaison : Récapitulatif

- **Supériorité, Adjectifs courts (une ou deux syllables)**

Comparatif : adj + er + than	Superlatif : the + adj + est
wider than…	*the youngest*

- **Supériorité, Adjectifs longs (plus de deux syllables)**

Comparatif : more +adj. + than	Superlatif : the + most +adj
more interesting than…	*the most interesting*

- **Adjectifs irréguliers**

Degré 0	Comparatif	Superlatif
good/well = bon, bien	*better than…*	*the best*
bad/badly = mauvais, mal	*worse than…*	*the worst*
much/many = beaucoup	*more than…*	*the most*
little = peu	*less than…*	*the least*
far = loin	*farther than* (sens propre) *further than* (sens figuré)	*the farthest* *the furthest*
old = âgé	*older than…* *elder* (aîné)	*the oldest* *the eldest*

- the latter = ce dernier

  - Proton Pump Inhibitor Use, Hip Fracture and Change in Bone Density In Postmenopausal Women Results from the Women's Health Initiative *http://www.ncbi.nlm.nih.gov/pmc/articles/PMC4240017/*

  ⇒ *The effect size was reduced for these **latter** fracture outcomes when a time-varying exposure was considered* (= pour ces derniers résultats de fracture)

- **Comparaison de quantités**

more + nom sg ou pl + *than…*	*more patients*
less + nom sg + *than…*	*less time* (moins de temps)
fewer + nom pluriel + *than…*	*fewer patients* (moins de patients)
verbe + *more/less* + *than…*	*sleep more than…*

- **Égalité, inégalité, infériorité (adjectifs courts, longs, irréguliers)**

Comparatif d'égalité	*as* + adj. + *as…*
Comparatif d'inégalité	*not as* + adj. + *as…*
Comparatif d'infériorité	*less* +adj. + *than…* (moins… que)
Superlatif d'infériorité	*the least* + adj… (le moins…)

Les temps dans la section *Discussion & Conclusions*

- **Le passé** (*Past/Preterite*) exprime des résultats spécifiques à l'étude

  ❖ Proton Pump Inhibitor Use, Hip Fracture and Change in Bone Density In Postmenopausal Women Results from the Women's Health Initiative
  http://www.ncbi.nlm.nih.gov/pmc/articles/PMC4240017/

  ⇒ *Users of PPI had more chronic conditions* [...]. *In summary, PPI use was not associated with hip fracture but was associated with clinical spine, forearm or wrist, and total clinical fractures.*

- **Le présent** énonce des conclusions certaines et annonce les recherches à mener

  ❖ Efficacy and safety of galantamine in patients with mild to moderate Alzheimer's disease: multicentre randomised controlled trial
  http://www.ncbi.nlm.nih.gov/pmc/articles/PMC27547/

  ⇒ *This study shows that galantamine* ***is*** *an effective and well tolerated treatment for Alzheimer's disease.*

  ⇒ *Comparator studies with traditional cholinesterase inhibitors* ***are required*** *to establish whether galantamine's concomitant effect on nicotinic receptors confers additional efficacy*

  ❖ Implementation of rules based computerised bedside prescribing and administration: intervention study *http://www.ncbi.nlm.nih.gov/pmc/articles/PMC27317/*

  ⇒ *The prescriptions abandoned as a result of warning messages* ***constitute*** *an important contribution to safety and patient care. We have also found that the system* ***facilitates*** *the introduction of treatment protocols into clinical care and* ***makes*** *audit of drug prescribing easy.*

- **Le futur :** suggère les perspectives

  ❖ Efficacy and safety of galantamine in patients with mild to moderate Alzheimer's disease: multicentre randomised controlled trial
  http://www.ncbi.nlm.nih.gov/pmc/articles/PMC27547/

  ⇒ *Favourable effects on the progression of functional symptoms suggest that galantamine* ***will produce*** *clinically relevant benefits in patients with Alzheimer's disease.*

- **Les modaux** (*must, can/cannot, should, may, could, might*) et les expressions modales (*perhaps, be likely/unlikely to* etc.) révèlent en général le point de vue du rédacteur de l'article sur la probabilité de réalisation des hypothèses formulées, comme le présentent le tableau de la page 32 et les expressions modales et autres stratégies signalées à la page 33.

Exercice : Quel est le point de vue de l'énonciateur ? Quelles sont selon lui les chances de réalisation de l'information portée par le verbe qui suit ?

❖ Benzodiazepine use and risk of Alzheimer's disease: case-control study
http://www.bmj.com/content/349/bmj.g5205

⇒ *It could also be argued that benzodiazepine use* ***might confound (1)*** *the clinical diagnosis of dementia by impairing cognitive functions.*

⇒ *This* ***seems unlikely (2)*** *as odds ratios in those who used benzodiazepines for more than six months were 1.72* [...] *and 2.51* [...] *for treatments still underway at the date of diagnosis or discontinued for at least one year before, respectively.*

⇒ *Therefore, observed long lasting uses* ***were likely to correspond (3)*** *to actual exposures.*

⇒ *Finally, we* ***cannot rule out (4)*** *alternative hypotheses. For example, anxiety and sleep disorders, two of the main indications for benzodiazepines,* ***could be associated (5)*** *with early β amyloid lesions in brain, and persistent mid-life anxiety* ***could be associated (6)*** *with a greater risk of dementia in older people. Therefore, benzodiazepine use* ***might be (7)*** *an early marker of a condition associated with an increased risk of dementia and not the cause.*

⇒ ***the most plausible hypothesis would be (8)*** *the limitation in cognitive reserve capacity induced by the long term use of benzodiazepines, which* ***might reduce (9)*** *a person's ability to cope with early phase brain lesions by soliciting accessory neuronal networks.*

⇒ *As stated in international guidelines, however, treatments* ***should be (10)*** *of short duration and not exceed three months.*

Réponses

1– très faible probabilité	6– vraisemblance
2– faible probabilité	7– très faible probabilité
3– bonne probabilité	8– vraisemblance
4– incapacité	9– très faible probabilité
5– vraisemblance	10– préconisation

7 – *Acknowledgements, Conflicts of Interest, Bibliography/References*

Vocabulaire

Acknowledgements	Remerciements
Author Contributions	Contributions des auteurs
Authors' Disclosures of Potential Conflicts of Interest	Conflits d'intérêt potentiels déclarés par les auteurs
Clinical investigators	Enquêteurs cliniques
Conflict of interest/Competing interests	Conflits d'intérêt/Intérêts concurrents
Consultancy fees	Honoraires des consultants
Consultant or Advisory Role	Rôle consultatif
Contributors	Contributeurs, collaborateurs
Disclosures	Déclarations
Expert Testimony	Témoignage des experts
Footnotes	Renvois
Funding/Research Funding	Financement de la recherche
Honoraria	Honoraires
References	Références

Au-delà de ce lexique anglais-français des termes rencontrés dans les différentes sections d'un article de recherche, la deuxième partie de l'ouvrage propose des définitions précises, attire l'attention sur les concepts que recouvrent ces termes, signale les sources d'erreurs possibles.

Récapitulatif : Emploi des temps dans l'article de recherche

Forme verbale	Section	Exemples	Valeur
Present perfect	**Introduction**	*Some studies* ***have shown****... / Other studies* ***have found****... / It* ***has been observed*** *that...*	Décrit l'état des connaissances au début de l'étude.
Présent	**Introduction**	*Insomnia often* ***affects*** *the quality of life for older people.*	Décrit ce qui est déjà connu sur le sujet.
	Material-Methods	*All proportional hazard models* ***are*** *stratified by age group...*	Présente et décrit les figures.
	Discussion	*The data* ***suggest****...* *The research* ***shows****...*	Fait des déclarations d'ordre général.
	Conclusion	*The results of this study* ***confirm****...* *Comparator studies* ***are required*** *to establish whether...*	Décrit ce que l'on sait désormais. Annonce les recherches à mener.
Passé	**Introduction**	*Four observational studies in young adults and elderly people* ***found*** *no significant association* [...] *Other studies* ***reported****...*	Présente les résultats d'études antérieures spécifiques en citant le nom des auteurs et la date des études.
	Material-Methods	*The standardized interview* ***included*** *questions...*	Décrit les méthodes.
	Results	*The relationship between hypnotic intake and the risk of mortality* ***remained*** *unchanged...*	Donne les résultats.
Modaux	**Discussion**		Degré de probabilité
		will	100 %
		can/cannot	possible/impossible
		must	90 %
		should	80 %
		may	50 %
		might	15 %

Sur un petit nuage…

Vous souvenez-vous du sens de chacun de ces mots ?

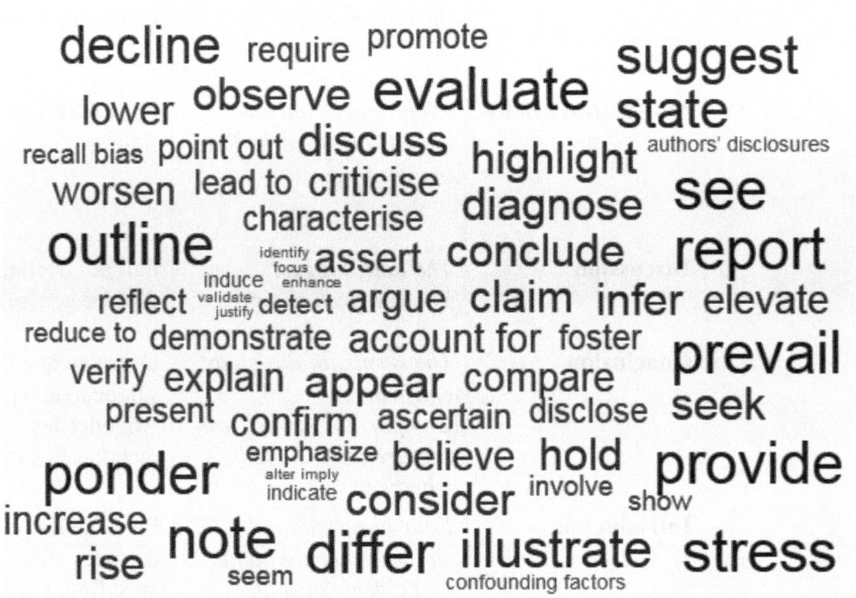

Chapitre 5 : Appliquer la méthodologie de lecture aux articles de recherche

Vous avez travaillé sur des articles courts puis des articles longs (pages 36 à 38).
Nous vous proposons à présent d'appliquer la technique du repérage ciblé (*scanning*) aux articles de recherche, dans lesquels vous savez maintenant où trouver l'information.

Procédure conseillée :

- Entrez dans la barre de recherche l'adresse de l'article ou son titre. Des mises à jour sont régulièrement faites sur les sites et les documents peuvent être déplacés, mais vous pourrez en règle quasi générale les retrouver en entrant leur titre complet.
- Ne regardez pas l'*abstract* bien sûr…
- Utilisez la technique du *scanning* pour répondre aussi vite que possible aux questions suggérées ci-dessous (demandez-vous d'abord dans quelle section vous allez trouver les informations requises) :
  - Quels étaient les objectifs de l'étude ?
  - Quel a été le lieu de l'étude ?
  - Quel est le schéma expérimental de l'étude ?
  - Combien de participants ont été inclus ?
  - Quelles sont les limites de l'étude d'après les auteurs ?
  - Quelles sont les conclusions ?

Références des articles de recherche

1– **Randomised controlled trial of four commercial weight loss programmes in the UK: initial findings from the BBC "diet trials"**
http://www.bmj.com/content/bmj/332/7553/1309.full

2– **Alcohol consumption and alcohol counselling behaviour among US medical students: cohort study**
http://www.bmj.com/content/337/bmj.a2155.full

3– **Rate of undesirable events at beginning of academic year: retrospective cohort study**
http://www.bmj.com/content/339/bmj.b3974

4– **Effect of retirement on major chronic conditions and fatigue: French GAZEL occupational cohort study**
http://www.bmj.com/content/341/bmj.c6149.full

5– **Use of mobile phones and risk of brain tumours: update of Danish cohort study**
http://www.bmj.com/content/343/bmj.d6387

Corrigés

1– Randomised controlled trial of four commercial weight loss programmes in the UK: initial findings from the BBC "diet trials"
http://www.bmj.com/content/bmj/332/7553/1309.full

Objectifs : To compare the effectiveness of four commercial weight loss diets available to adults.

Lieu : Five regional centres in the UK (Surrey University, Bristol University, Nottingham University, Ulster (Coleraine) University, and Queen Margaret University College, Edinburgh).

Schéma expérimental : 6-month unblinded randomised controlled parallel dietary intervention study.

Participants : Total sample size of 300.

Limites de l'étude d'après les auteurs : We did not try to standardise energy intake across the groups, so that the effects reflect the participants' interpretation of and compliance with the diet allocated. Statistical analysis is limited by sample size.

Conclusions : No dietary differences were apparent at six months, but behaviour from six to 12 months points towards an advantage of programmes based on group support. Commercial weight loss programmes can help people with uncomplicated obesity. Our study provides data on how much weight patients can expect to lose by dieting, and these data could help practitioners in managing patients' sometimes unrealistic expectations of weight loss targets. The benefits to health of modest weight loss and maintaining that loss over long periods need to be emphasised.

2– Alcohol consumption and alcohol counselling behaviour among US medical students: cohort study *http://www.bmj.com/content/337/bmj.a2155.full*

Objectifs : To investigate the drinking habits of medical students and any association between these habits and personal, professional, and school based characteristics. To examine whether a belief that alcohol counselling was highly relevant to intended specialty and self reported frequency of alcohol counselling were associated with variables that could be influenced in medical school.

Lieu : 16 US medical schools relatively representative of all US medical schools.

Schéma expérimental : Cohort study.

Participants : All medical students who graduated in 2003.

Limites de l'étude d'après les auteurs : Data are limited by being survey data (rather than qualitative or interview) from schools with variations within and between them and from self report. Rates of binge drinking are difficult to validate and are likely to be underestimated because of bias due to social desirability, particularly among health professionals. In addition, we did not use a sex specific definition of binge drinking and might have underestimated the prevalence of binge drinking among women.

Conclusions : Only a quarter of final year students routinely assessed their patients' drinking behaviours, and students' perceptions of the relevance and frequency of performing alcohol counselling were significantly associated with their training in alcohol counselling.
Alcohol use has not yet been sufficiently addressed as an important health risk behaviour among US medical students.

3– Rate of undesirable events at beginning of academic year: retrospective cohort study
http://www.bmj.com/content/339/bmj.b3974

Objectifs : To examine whether an increased rate of undesirable events occurs in patients exposed to an anaesthetic procedure carried out by trainees at the beginning of the academic year. We also analysed the trend in the rate of undesirable events throughout the year.

Lieu : Department of Anaesthesia and Perioperative Medicine, Alfred Hospital, Melbourne, Australia.

Schéma expérimental : Retrospective cohort study based on administrative data and patients' records.

Participants : All patients who had an anaesthetic procedure carried out by first to fifth year trainees working for the first time from 1 October 1995 to 31 December 2000.

Limites de l'étude d'après les auteurs : 1– Our evaluation of the phenomenon was limited to anaesthesia trainees of one university affiliated institution, and the results may lack generalisability. 2– The mandatory incident reporting system may have missed some events, possibly resulting in an underestimation of the extent of the phenomenon. 3– Another possible concern is a seasonal fluctuation in the levels of anaesthetic risk, perhaps due to differences in case mix of patients, types of procedures, or staffing patterns. 4– We cannot totally exclude that other relevant confounders may have been missing from this analysis. 5– Another limitation relates to the definition of undesirable events we used. 6– We limited the measurement of undesirable events to the intraoperative period. How many of these events led to adverse outcomes during the postoperative period is unclear.

Conclusions : We identified an increased rate of undesirable events at the beginning of the academic year during procedures carried out by new anaesthesia trainees. Possible strategies to minimise this phenomenon include improving trainees' orientation and integration in their first weeks of employment, increasing intensity of supervision in more advanced trainees, and developing early programmes aimed at improving technical and teamwork skills.

4– Effect of retirement on major chronic conditions and fatigue: French GAZEL occupational cohort study *http://www.bmj.com/content/341/bmj.c6149.full*

Objectifs : To determine the effect of retirement on health (coronary heart disease and stroke, diabetes, and respiratory disease, fatigue and depressive symptoms) seven years before retirement to seven years after.

Lieu : Employees of the French national gas and electricity company (1989-2006).

Schéma expérimental : 15 year longitudinal occupational cohort study.

Participants : 11 246 men and 2858 women.

Limites de l'étude d'après les auteurs : Participants retired at age 55, thus findings may not apply to settings in which people retire later. Chronic diseases were based on self reported conditions, which may lead to underestimation.

Conclusions : Retirement did not change the risk of major chronic diseases but is associated with a substantial reduction in mental and physical fatigue and depressive symptoms. Fatigue may be an underlying reason for early exit from the labour market and decreased productivity.

5– Use of mobile phones and risk of brain tumours: update of Danish cohort study
http://www.bmj.com/content/343/bmj.d6387

Objectifs : To investigate potential adverse health effects, particularly brain tumours among Danish mobile phone subscribers.

Lieu : Denmark.

Schéma expérimental : Nationwide cohort study.

Participants : The whole Danish adult population was subdivided into subscribers and non-subscribers of mobile phones and followed up for incidence of cancer and other diseases

Limites de l'étude d'après les auteurs :
A limitation of the study is potential misclassification of exposure.
Another limitation of our study is that the dose- response analyses are based on years since first subscription and we did not have information on the actual amount of mobile phone use

Conclusions :
No overall increased risk of tumours of the central nervous system or for all cancers combined associated with use of mobile phones. Decreased risk estimates for meningioma and non-significantly increased risks for glioma in men only. No increase in risk estimates with increasing time since first subscription. No increase of glioma in the temporal lobes in long term subscribers.

Conclusion de la première partie

Au-delà de l'épreuve de LCA, l'attention que vous aurez appris à porter à la langue vous permettra d'écrire vous-même des articles dont la qualité linguistique vous évitera d'avoir à faire de multiples corrections avant acceptation par le comité de lecture de la revue où vous souhaitez être publié…

Voici quelques ultimes remarques qui vous permettront de faire une lecture fine de l'article.

- **Lire entre les lignes**

Il est toujours très utile d'apporter une attention particulière aux verbes introducteurs et aux verbes qui expriment une opinion (voir pages 85 à 87).

⇒ Dans la partie « revue de la littérature » de la section *Introduction,* les verbes introducteurs rappellent les études antérieures dans le domaine et révèlent subtilement le point de vue du rédacteur de l'article (l'énonciateur) sur ces travaux et leurs résultats.

Selon le verbe employé, on comprend que l'énonciateur présente ces résultats comme des faits établis ou des opinions. Le choix du verbe pour rapporter ces travaux peut également exprimer son accord ou son désaccord avec les travaux considérés.

Certains verbes sont neutres, par exemple *believe, define, describe, explain, report, state.*

D'autres verbes attirent l'attention sur le point de vue de l'énonciateur. Il s'agit certes de différences subtiles, mais elles sont révélatrices. Par exemple les verbes *consider, demonstrate, find, prove, show* décrivent ce que l'énonciateur considère comme des faits, le verbe *argue* ce qu'il considère comme un argument mais qu'il ne valide pas comme un fait, le verbe *state* ce qu'il considère comme une opinion. Le verbe *claim* peut révéler son désaccord avec les conclusions ou au moins une évaluation négative, alors que les verbes *indicate* et *mention* n'engagent pas son point de vue.

Si l'énonciateur choisit de dire *X et al argue that…*, c'est qu'il considère les preuves et le raisonnement logiques, mais que d'après lui d'autres conclusions pourraient aussi être tirées.

S'il choisit de dire *X et al demonstrate that…,* on comprend par contre qu'il considère les preuves et le raisonnement logique si convaincants qu'aucune autre conclusion n'est possible.

Attention, il faut toutefois rappeler que le sens positif ou négatif d'un verbe peut en fait être modulé par le contexte…

⇒ Dans la section *Discussion and Conclusion,* les modaux dénotent le point de vue de l'énonciateur sur les chances de réalisation de l'information portée par le verbe qui suit, mais les verbes d'opinion employés pour tirer les conclusions de l'étude révèlent eux aussi l'engagement de l'énonciateur.

Par exemple *The results suggest that…* est plus faible que *The results confirm that…* ou *The results validate the fact that…* mais là encore, tout dépend aussi du contexte.
En effet le simple ajout d'un adverbe modifie assez radicalement le message :
The results strongly suggest that…

Enfin, il est utile de prendre en compte les habitudes rédactionnelles de la communauté scientifique à laquelle appartient l'énonciateur, et le choix d'un verbe plus « faible » peut n'être qu'une façon pour l'énonciateur de ne pas s'attirer les foudres de ses collègues !

- **Évaluer les qualités rédactionnelles de l'article : ordre des mots de la phrase, précision, concision**

⇒ Comme nous l'avons déjà mentionné, l'anglais commence la phrase par le sujet. Méfiez-vous des articles qui ne respectent pas cette habitude.

⇒ La précision du vocabulaire est l'une des qualités rédactionnelles d'un bon article. Par exemple *changed* est vague, alors que *increased* ou *decreased* sont précis.

⇒ La concision est une nécessité absolue, d'autant que le nombre de mots est limité. Méfiez-vous des phrases creuses, qui cachent mal la pauvreté de la pensée.

Exemples : dites la même chose en moins de mots

1. *at the present moment*	→
2. *in close proximity to*	→
3. *in an adequate manner*	→
4. *in order to*	→
5. *we are of the opinion that*	→
6. *it is possible that the cause is*	→

Réponses :

1.currently ; 2.near ; 3.adequately ; 4.to ; 5.we think that ; 6.the cause may be

Pour aller plus loin : Ressources en ligne

Site d'anglais des facultés de médecine de Toulouse

http://www.medecine.ups-tlse.fr/anglais/

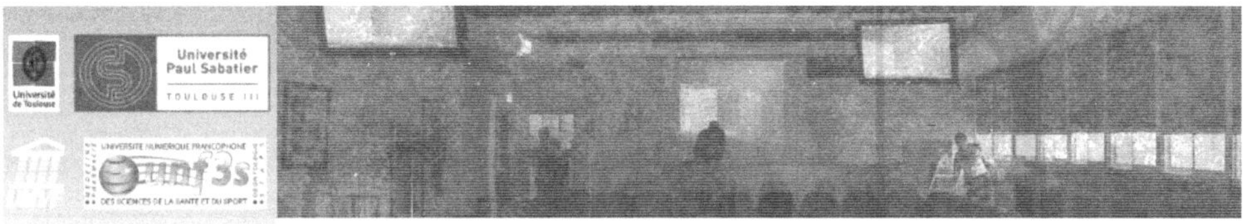

Université Paul Sabatier
TOULOUSE III

Home

Consultation
Interpersonal communication
Question session
Socialising
Debating
Reading & Critical appraisal
Writing
Listening and Note taking
Public Speaking

Annales
FMC
DIU
CLES 3

Games
Grammar in a nutshell
How To Bank
Sound files
Students' corner
Teachers' corner

Anglais pour les professions de santé
anglais en médecine et médecine en anglais

Les ressources disponibles sur ce site sont développées pour l'enseignement et/ou l'apprentissage de l'anglais dans le cadre de la Charte " Enseignement de l'anglais dans les facultés de médecine en France métropolitaine ".

Elles permettent une harmonisation de l'enseignement et offrent à tous les étudiants la possibilité de préparer les épreuves de la Certification en Langues de l'Enseignement Supérieur degré 3 spécialité médecine (CLES 3 médecine).

La Charte PDF a été rédigée et adoptée en Octobre 2007 par l'Association Nationale des Etudiants en Médecine de France (ANEMF) et les enseignants d'anglais en Faculté de médecine du Groupe d'Etude et de Recherche en Anglais de Spécialité (GERAS), membre de la Société des Anglicistes de l'Enseignement Supérieur (SAES).

Les documents proposés sont également pertinents pour toutes les autres composantes des sciences de la santé.

Certaines des ces ressources sont des documents pédagogiques (fiches méthodologiques et exercices), mais une large part est faite aux documents authentiques. La fenêtre est grand ouverte sur le monde anglophone et sa richesse de sites librement accessibles, en particulier ceux des périodiques médicaux, qui offrent des articles, mais aussi des vidéos et des podcasts permettant aux professionnels de la santé de parfaire leur anglais tout en actualisant leurs connaissances.

Purpan: 37, Allées Jules Guesde - 31000 Toulouse - Tel: 05 61 14 59 07
Rangueil: 133, route de Narbonne - 31062 Toulouse - Tel: 05 62 88 90 00
Author: Félicie Pastore - Webmaster: Antoine Lacombe - Updated 2016 03 22

Deuxième partie – Fondamentaux requis pour la lecture critique dans le domaine de la recherche biomédicale

Au-delà du devoir de formation de chaque professionnel de santé, la lecture d'article scientifique, qu'elle soit en langue anglaise ou en langue française, se doit d'être critique. C'est-à-dire qu'il convient d'avoir le recul nécessaire pour interroger la validité des résultats présentés et leur applicabilité à la situation d'exercice dans laquelle se trouve le professionnel de santé. Un œil critique ne peut s'exercer qu'avec une bonne connaissance des concepts et des outils mobilisés par la recherche biomédicale, notamment clinique, mélange de Santé publique, d'Épidémiologie et de Biostatistique, ce qui est l'objet de cette deuxième partie de l'ouvrage.

La lecture d'articles scientifiques est nécessaire et obligatoire car elle permet aux professionnels de santé actuels et futurs de se tenir informés des nouvelles pratiques qui sont développées dans leur spécialité (nouveaux traitements ou nouvelles méthodes de diagnostic), de les aider à résoudre certains problèmes de prise en charge (régularité et modalités du suivi de certaines pathologies), de les renseigner sur le devenir de leurs patients (pronostic d'une pathologie), d'estimer la probabilité de survenue des maladies en fonction de l'exposition à certains facteurs de risque ou tout simplement par curiosité scientifique.

Pour l'étudiant, l'enjeu de la lecture critique scientifique est de forger sa propre conviction à partir de données objectives factuelles, dont il est indispensable de détenir les clés de décryptage. Traditionnellement, l'apprentissage de la pratique médicale repose sur la transmission de connaissances médicales dont certaines reposent encore principalement sur l'expérience. Cette connaissance est certes nécessaire, mais aujourd'hui, les innovations, supputées ou réelles, dans tous les champs de la biologie et de la médecine, apparaissent à un rythme soutenu. L'évolution des connaissances est rapide, mais il est aussi fondamental de vérifier la pertinence de l'utilisation de stratégies thérapeutiques ou de diagnostic ou de dépistage, présentées comme des références au décours de l'enseignement ou de l'expérience dans le milieu des soins.

Pour le chercheur, la lecture critique d'articles permet d'être tenu au courant des derniers développements scientifiques dans sa discipline, des nouvelles hypothèses de recherche qui sont soulevées et des méthodes les plus appropriées pour y répondre.

La critique est nécessaire et obligatoire car tout ce qui est publié n'est pas forcément valide ou utile et parce qu'il est impossible de tout lire et de tout synthétiser même dans le champ assez restreint d'une pathologie. Pour ce faire, il faut réapprendre à lire, le but étant de ne pas se laisser abuser par des informations douteuses et de ne pas pénaliser les patients en appliquant à l'aveugle des informations ne répondant pas aux critères d'exigence de la recherche. Devant la masse d'informations, il faut être capable de « séparer le bon grain de l'ivraie ». La lecture de la littérature nécessite donc sélection, évaluation et esprit critique. On doit juger de la valeur des publications, tant en ce qui concerne la qualité de la recherche entreprise que la pertinence des résultats publiés.

L'objectif de cette deuxième partie est de vous donner la trame de fond de la lecture critique d'un article scientifique. Pour cette lecture, il est nécessaire de maîtriser un certain nombre d'outils relevant de la méthodologie de la recherche et des biostatistiques. Les principales notions sur les typologies d'études, les outils statistiques utilisés et la façon de les interpréter sont présentés dans les chapitres 1, 2 et 3. L'intégration de ces aspects est donc indispensable et incontournable pour l'apprentissage de la lecture critique d'un article. Le chapitre 4 montre de façon concrète comment aborder la lecture critique en pratique, et propose des grilles d'analyse et des critères systématiques pour repérer des éléments clés d'un article scientifique. Le chapitre 5 présente les grilles de lecture internationales, et le chapitre 6 reprend sous la forme d'un glossaire, les termes clés en anglais à identifier dans un article scientifique, avec la définition opérationnelle de ces termes.

Chapitre 1 : La typologie des études biomédicales

Comme indiqué dans le vocabulaire de la première partie au chapitre 4 section *Title*, il est essentiel de bien identifier le type d'étude qui sert de support à l'article. De façon générale, les grands types d'étude vont se décliner selon que l'approche est interventionnelle ou expérimentale (le chercheur organise le *design* de l'étude de telle sorte qu'il contrôle l'organisation de l'intervention – par exemple pour l'évaluation de l'efficacité d'un traitement) ou qu'elle est non-interventionnelle ou observationnelle (en observant, sans intervenir, comment des groupes de sujets vont se distribuer selon des caractéristiques propres – exposition à un traitement ou autre facteur d'exposition - et vont évoluer dans le temps selon ces caractéristiques). Il est souvent plus aisé de concevoir la lecture d'article médical à partir d'une de ses formes les plus standardisées : l'étude interventionnelle, prenant la forme d'un essai clinique comparatif randomisé en insu, typiquement utilisé pour montrer qu'un traitement A fait mieux qu'un traitement B.

C'est cette forme qui est privilégiée dans la conception des épreuves de lecture critique d'article, tout en reconnaissant l'importance des autres types d'études et leurs apports à la progression des connaissances et des pratiques.

Nous présentons dans ce chapitre les principaux types d'études (plan ou *design)* qui une fois identifiés, font l'objet d'analyses critiques dont les clés vous sont également proposées. Notons que les caractéristiques de ces études ne sont pas nécessairement exclusives les unes des autres.

1– Les essais cliniques

L'ESsai Comparatif en Aveugle Randomisé Prospectif avec analyse en Intention de traiter (*ESCARPIN* pour s'en souvenir) est considéré comme la « Rolls Royce » des études cliniques car il fournit le plus haut niveau de preuve scientifique. On distingue plusieurs types d'essais thérapeutiques en fonction de la phase de développement du traitement considéré :

- **l'essai de phase I**, qui porte sur l'innocuité du traitement. Il s'agit d'évaluer la tolérance et l'absence d'effets indésirables chez des sujets le plus souvent volontaires sains

- **l'essai de phase II**, qui porte sur l'efficacité du traitement (on distingue II-a – Efficacité et II-b Dose thérapeutique à utiliser)
- **l'essai de phase III**, qui est l'essai thérapeutique le plus dispendieux car il mobilise de grands groupes de sujets pour établir avec certitude l'efficacité du traitement en comparaison à une référence. On parle parfois « d'essai pivot », car il permet en outre l'accès à l'AMM (Autorisation de Mise sur le Marché). Il permet de détecter des effets indésirables fréquents. Il est conduit dans le respect d'un protocole établi à l'avance et analysé de manière à rendre la comparaison la plus objective possible. On reproche parfois à ces essais de phase 3 de ne pas refléter la réalité car ils sont trop artificiels. Cet argument légitime est partiellement pris en compte dans la principale manière d'analyser les résultats de l'essai dit en « intention de traiter », c'est-à-dire que, afin de mieux transcrire dans l'essai les conditions réelles d'emploi du traitement, chaque sujet est analysé dans son groupe de randomisation quelles que soient la prise effective du traitement, sa durée, sa dose ou la sortie de l'essai. Ce mode d'analyse s'oppose à l'analyse « per protocole » où seuls les patients ayant reçu le bon traitement et le bon comparateur sont analysés. Il se différencie également de l'analyse en « traitements effectivement reçus », qui contourne la randomisation pour s'attacher aux seuls participants tels qu'effectivement traités.
- **l'essai de phase IV** « post-mise sur le marché ». Il assure au long cours le suivi du médicament, une fois qu'il est autorisé et mis sur le marché. L'objectif est de surveiller les conditions d'emploi et de dépister le ou les effets indésirables rares et/ou tardifs.
- **l'essai d'équivalence** (non-infériorité, non-supériorité). Il est typiquement utilisé pour la mise sur le marché d'un médicament générique (~ Phase III). Il s'agit de montrer que le traitement alternatif ne fait ni mieux ni pire (non-supériorité, non-infériorité respectivement). Les essais d'équivalence requièrent l'emploi de méthodes statistiques adaptées.

2– Les études épidémiologiques

Les enquêtes épidémiologiques peuvent poursuivre un large spectre d'objectifs, de la simple visée descriptive à l'ambition étiologique cherchant à établir et à comprendre le lien entre un facteur d'exposition et la survenue ou l'évolution de la maladie

- **les études transversales** : elles consistent à collecter de l'information sur la maladie et ses éventuels facteurs associés de façon simultanée. Souvent à visée descriptive, elles peuvent être à visée étiologique de manière exploratoire.

- **les études de cohortes (prospectives ou rétrospectives)**

Une étude de cohortes au sens strict consiste à étudier un ou plusieurs groupes d'individus dans le temps et à analyser l'apparition de nouveaux événements. L'enregistrement des événements est préférentiellement prospectif mais peut-être rétrospectif.

Ces études peuvent comporter un seul groupe, leur objectif sera le plus généralement descriptif, comme la mesure de l'incidence d'une maladie au cours du temps. Lorsqu'elles sont constituées de deux groupes, on parle d'étude « exposés-non exposés », comme cela est représenté dans la figure ci dessous, dans laquelle on compare l'incidence de l'événement d'intérêt dans la cohorte des exposés à l'incidence dans la cohorte des non-exposés.

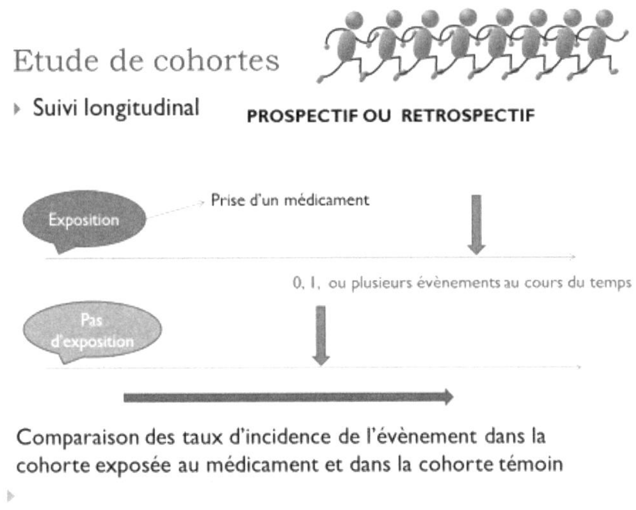

- **les études cas-témoins**

Une étude cas-témoins est une forme simple d'étude épidémiologique comparative dans laquelle le nombre de cas et de témoins est fixé par l'investigateur. Dans certaines situations, on procède à un appariement des cas et des témoins pour affiner la comparaison. Ces études permettent de comparer les fréquences d'exposition entre cas et témoins.

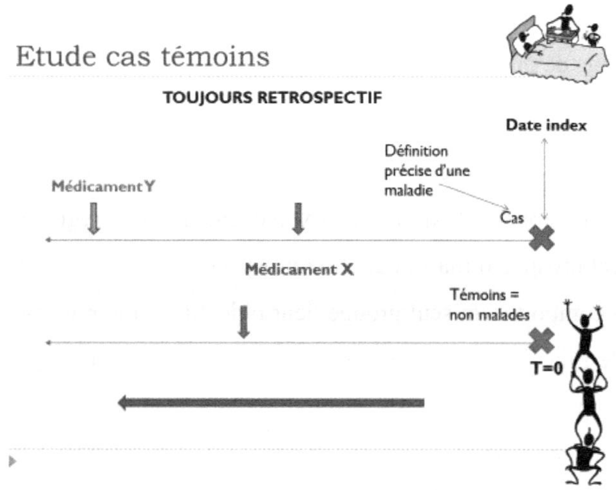

- **les études diagnostiques**

Une étude diagnostique cherche à évaluer la valeur informative d'un signe clinique, d'un trait morphologique, d'un algorithme ou d'une analyse biologique pour classer un sujet, notamment dans le cadre du diagnostic d'une maladie. L'évaluation se fait par rapport à un examen ou une catégorisation de référence, que l'on appelle *gold standard.*

La notion de valeur diagnostique d'un signe clinique ou d'une caractéristique biologique diffère de sa valeur de dépistage. En effet, dans une approche diagnostique on cherche à éviter les faux positifs (diagnostic à tort) alors que dans une approche de dépistage on cherche à ne pas rater de cas (défaut de dépistage ou faux négatifs). L'approche diagnostique favorise la spécificité, l'approche de dépistage favorise la sensibilité.

Ce type d'étude implique le recours à des outils statistiques propres à décrire la capacité de la procédure (sensibilité, spécificité, valeur prédictive positive ou négative, courbe *ROC (Receiver Operating Curve*). Dans une étude quelle qu'elle soit, la revendication prédictive doit s'accompagner d'une évaluation quantifiée de la double capacité à classer correctement les sujets atteints et les sujets sains.

3– Les approches spécialisées au sein des études

- **l'abord biologique**

Une part importante de la littérature biomédicale fait désormais un large recours aux outils de la biologie moléculaire et cellulaire, incluant des approches systémiques à grande échelle dites « -omiques », imposant de traiter des données en grand nombre. Ces études parfois qualifiées de «biologiques ou physiopathologiques » quand elles proposent une explication des mécanismes d'une maladie ou le mode d'action d'une molécule, diffèrent substantiellement des « études cliniques » : elles peuvent avoir recours à un modèle animal, une série d'expériences in vitro ou in vivo et comporter une part de modélisation statistique. En théorie ces études font partie du champ de l'épreuve de LCA à l'ECNi. En effet, la pratique médicale ne peut ignorer ni le fondement biologique des pathologies qu'elle prend en charge ni les modes d'action de l'arsenal thérapeutique qu'elle emploie. Face à ce genre d'étude il convient d'isoler le rôle de chacune des parties techniques au sein des résultats pour comprendre quelle question a conduit les investigateurs à retenir cette expérience au détriment de la maîtrise des subtilités opérationnelles des techniques.

- **les études de survie**

Les études cliniques, en particulier les essais et les cohortes (historiques ou non), peuvent parfois comporter une analyse de données de survie ou plus généralement s'intéresser à la durée s'écoulant entre l'apparition d'un événement (pas seulement un décès) et un événement pris comme point d'origine. Malgré la grande diversité des événements dont ce type d'analyse peut faire l'objet (délai de rechute, délai d'apparition de crise, délai de guérison, délai de franchissement de seuil clinique) on utilise un même ensemble de méthodes statistiques pour estimer et représenter graphiquement la probabilité de survie en fonction du temps. Une difficulté de ce genre d'étude réside dans le suivi des patients au cours du temps. Il convient de s'interroger sur les biais potentiels dans le suivi des patients (biais d'attrition) et l'enregistrement même de la survenue d'événements (données manquantes).

- **les méta-analyses et les revues systématiques de la littérature**

Une méta-analyse est un type d'étude épidémiologie clinique quantitative qui cherche à compiler et évaluer systématiquement toutes les études précédemment publiées au sein d'un champ donné. Souvent appliqués à la recherche interventionnelle et aux études thérapeutiques, mais pas uniquement, les résultats d'une méta-analyse cherchent, si possible, à fournir une estimation globale de l'effet d'un traitement, ou d'un facteur de risque de maladie, ou d'une prévalence, ou d'une incidence d'après l'ensemble des informations disponibles dans la littérature. L'examen de la variabilité ou de l'hétérogénéité dans les résultats des études compilées est aussi un résultat essentiel de ce type d'étude. Une méta-analyse comprend une synthèse d'un corpus de littérature biomédicale souvent large et complexe, avec un abord statistique qui quantifie l'effet et son hétérogénéité éventuelle au travers des différentes études. Quand il n'y a pas d'abord quantitatif possible on parle de revue systématique de la littérature. Menées avec rigueur, les méta-analyses sont des outils très utiles pour promouvoir la pratique clinique fondée sur les preuves.

Pour chaque type d'étude, il existe des grilles de lecture dont les meilleurs exemples sont présentés au Chapitre 5 de cette deuxième partie.

4– Points à considérer systématiquement

- **La population étudiée** : Dans tous les schémas d'études, il convient de s'interroger sur l'éventuelle distorsion entre l'échantillon sur lequel l'étude est effectivement réalisée et la population plus générale, sur laquelle portent les conclusions de l'étude ou encore la population que le lecteur pourrait prendre en application de résultats de l'étude. Cette distorsion peut-être intrinsèque c'est à dire non-accessible à l'observation, ou, plus spécifiquement résultant de procédures utilisées pour sélectionner des sujets, des facteurs qui influencent la participation à l'étude, et des difficultés à enregistrer les caractéristiques démographiques cliniques ainsi que les facteurs d'exposition des participants.
- **Les biais** : On distingue trois grandes familles de biais dits de : « sélection », « d'information » et « de confusion ».

– **les biais de sélection** interviennent au moment de l'inclusion dans l'étude ou au cours du suivi. Ils concernent la volonté de participer à une recherche biomédicale, la capacité à fournir des réponses, le maintien ou le suivi des patients dans l'étude et l'identification des participants.

– **les biais d'information** interrogent le recueil des données. Ils concernent la capacité des participants à répondre aux questions lorsqu'on a recours à des enquêtes (biais de mémorisation). Les biais d'investigation sont, eux, introduits par le comportement des enquêteurs ou les modalités de recueil des données. La participation à l'étude peut entrainer chez certains groupes de sujets des comportements ou des types de réponses différents, ce qui constitue un biais de conscience. Quelles que soient les études, il est essentiel de s'interroger sur la fiabilité des mesures effectuées, que ces mesures apparaissent objectives car « quantifiées et biologiques » ou subjectives car « qualitatives et réalisées par le sujet lui-même ou tout autre observateur ».

Les biais de sélection et d'information sont définitifs, ils sont difficiles à corriger a posteriori et doivent être a minima discutés dans les études. Dans certains cas, on peut faire des analyses dites de « sensibilité » en modifiant les données ou les échantillons pour évaluer la robustesse des résultats.

– **les biais de confusion** font référence à un tiers facteur qui peut jouer le rôle d'intermédiaire entre le facteur étudié et le critère de jugement et perturber l'analyse de la corrélation entre les deux. Ce facteur peut simplement jouer le rôle d'intermédiaire mais il peut aussi carrément modifier l'effet même du facteur d'exposition sur la survenue de la maladie. Quand ces facteurs sont mesurés, il est possible de les étudier statistiquement soit en stratifiant l'étude soit en modélisant mathématiquement l'effet du facteur de confusion, on parle alors d'ajustement.

⇛ Dans les études comparatives il convient de s'interroger sur le caractère différentiel des biais entres les deux groupes (exposés/non-exposés, cas/témoins, traités/ témoins).

⇛ Dans les essais thérapeutiques on cherche à limiter les biais par la mise en place d'un protocole incluant la randomisation des sujets entre les groupes traités et témoins, l'utilisation d'un placebo, la conduite de l'étude et l'évaluation des critères de jugement à l'insu des participants. Ces techniques ont pour objectif de maximiser la comparabilité des deux groupes et faciliter l'attribution des éventuelles différences observées au seul traitement.

Sur un petit nuage...

Pouvez-vous définir chacun des termes ci-dessous ?

études diagnostiques prospectives
essai d'équivalence
intention de traiter population étudiée
méta-analyses Phase I non-infériorité
per protocole randomisé biais de sélection
biais d'attrition
essai Comparatif abord biologique
essais cliniques Phase III
cohortes aveugle phase IV
rétrospectives Prospectif études de survie
etudes cas-témoins Phase II biais de confusion
biais d'information non-supériorité
études épidémiologiques

Chapitre 2 : Les outils statistiques propres à la recherche biomédicale pour résumer, décrire comparer

Les études cliniques utilisent une large gamme de mesures permettant de mieux appréhender la complexité des données rassemblées quel que soit le schéma d'étude. Ce chapitre rassemble les principales notions et outils qui permettent d'interpréter les données, d'en interpréter les tendances et de décrire leur hétérogénéité.

1. Les indicateurs de base

Les indicateurs utilisés dans les études biomédicales sont souvent des descripteurs utilisés pour résumer l'information.

Parmi ces indicateurs, les proportions sont à la fois les plus simples et les plus utilisées. Elles permettent de ramener un décompte à un nombre d'unités de même nature. Les proportions sont exprimées sous forme de fréquences, rapportées à un en tant que probabilité, rapportées à cent en tant que pourcentage (mais aussi pour mille, et même pour dix mille pour les événements rares).

Plusieurs types de rapports sont couramment utilisés. Les ratios (*ratios*) effectuent le rapport de comptage entre deux classes de même nature. Typiquement utilisé pour présenter l'équilibre homme/femme dans un échantillon de sujets, le terme *sex ratio* désigne le nombre d'hommes pour une femme. Quand les ratios présentent un décompte entre entités de nature différente on parle alors d'indice (*index*) (2.6 grossesse/femme). Un autre type de rapport utilisé en épidémiologie, la cote (*odds*), compare la probabilité de survenue d'un événement et la probabilité de non survenue dans chaque catégorie de sujets (par exemple exposé/non-exposé). Les cotes sont utilisées également pour décrire les paris dans les courses hippiques où un cheval est donné perdant/gagnant à 5/1 (cinq contre un). Pour comparer deux cotes, on effectue également des rapports de cotes (*odds ratio*).

Les taux épidémiologiques mesurent la survenue d'un événement au cours du temps. Ils sont rapportés à un nombre de sujets susceptibles de connaître l'événement pendant une période donnée. Il arrive fréquemment que, pour faire des comparaisons, les taux soient standardisés afin de prendre en compte, par exemple, la différence de structure d'âge de deux régions différentes et en comparer les taux standardisés de mortalité (*Standardized Mortality Rate*).

2. Les indicateurs démographico-épidémiologiques

Les indicateurs démographico-épidémiologiques se divisent en

– indicateur de morbidité pour décrire les maladies et autres atteintes de la santé dans une population,

– indicateur de mortalité pour décrire les décès, leurs différentes natures et causes.

Ils peuvent avoir

– une visée statique, et se présentent alors sous forme de fréquences calculées à un moment donné dans une population donnée,

– une visée dynamique, pour présenter la vitesse d'apparition des phénomènes, et se présentent alors sous la forme de taux standardisés ou non.

Ces indicateurs ont souvent recours à des décomptes en personnes-temps c'est-à-dire à la durée (le temps) pendant laquelle un sujet (une personne) est susceptible de permettre l'observation du phénomène étudié, cette notion de personnes-temps permet de mieux prendre en compte la contribution exacte à l'indicateur de chaque sujet pour la période pendant laquelle il est réellement observé.

La mortalité est calculée soit sous la forme d'une proportion rapportant le nombre de cas à la taille de la population, soit sous la forme d'un taux rapportant le nombre de décès au nombre de personnes-temps sur la période considérée.

On parle de mortalité spécifique lorsque seuls sont décomptés les cas de décès attribués à une cause spécifique. Il est également possible de calculer une mortalité spécifique par tranche d'âge, ainsi que des taux correspondant à cette mortalité, en rapportant le décompte de personnes-temps à la période d'étude. La mortalité proportionnelle représente le ratio entre la mortalité attribuée à une cause spécifique et la mortalité globale.

Autre notion liée à la mortalité, la létalité utilise elle aussi le décompte du nombre de décès attribués à une cause spécifique, mais rapportée au nombre de patients atteints par la maladie elle résulte de la gravité de la maladie et des prises en charge existantes.

La prévalence est un indicateur statique de morbidité, elle permet de décrire à un instant donné le nombre de cas observés parmi l'ensemble des sujets à risque.

Enfin, l'incidence est un indicateur dynamique de morbidité, qui permet de décrire la vitesse d'apparition de nouveaux cas. Elle se calcule en décomptant le nombre de nouveaux cas sur une période de suivi de sujets à risque. L'incidence peut être calculée en moyenne sur une longue période, on parle alors d'une incidence cumulée. Au contraire, en présence de fluctuations et de perdus de vue, on calcule plutôt un taux d'incidence, d'incidence instantanée ou de densité d'incidence des nouveaux cas rapportés à un nombre de personnes-temps à risque. Dans le cas d'un épisode épidémique, on parle de taux d'attaque pour désigner l'incidence de nouveaux cas.

3. Les mesures d'association

Les mesures d'association sont utilisées par les études épidémiologiques à visée étiologique pour décrire la relation et la force de l'association entre un facteur de risque et la survenue d'une maladie. En fonction du type d'étude, le choix de la mesure d'association et son interprétation varient. Que le schéma de l'étude soit de type cas-témoins ou une cohorte exposés-non-exposés, un simple tableau à double entrée permet de décrire 4 catégories de sujets :

	CAS	***TÉMOINS***
EXPOSÉS	a	b
NON EXPOSÉS	c	d

Dans une étude utilisant une cohorte, on calculera l'incidence chez les exposés (Ie= a / (a+b)) et les non-exposés (Ine= c / (c+d)) pour établir un risque relatif RR (Ie/Ine). Le risque relatif permet de savoir par quel nombre est multiplié le risque des exposés par rapport à celui des non-exposés.

Ces indicateurs privilégient un modèle interprétatif multiplicatif. D'autres indicateurs, moins utilisés, proposent des modèles interprétatifs additifs pour calculer une différence d'incidence (ΔI= Ie-Ine) (*Absolute risk reduction, ARR* ou *Risk Difference, RD*). Cet indicateur permet de mesurer les risques supplémentaires (en plus ou en moins) apportés par un facteur.

Ainsi, l'association entre le facteur d'exposition et la survenue de la maladie s'interprète facilement et de manière quantifiée :

RR>1 ΔI>0 : le facteur d'exposition est un facteur de risque

RR=1 ΔI=0 : le facteur d'exposition ne modifie pas l'incidence de la maladie

RR<1 ΔI>0 : le facteur d'exposition est un facteur protecteur

Dans une étude utilisant un schéma de type cas-témoins, on calculera le pourcentage d'exposition chez les cas (Pec= a / (a+c)) et chez les témoins (Pet= b / (b+d)), et la cote (*odds*) d'exposition chez les cas (Oc= a / c) et chez les témoins (Ot= b / d) pour établir un rapport de cote ou *Odds Ratio, OR* (*OR* = (Oc/ Ot) = (a/c) / (b/d) = (a*d) / (b*c)).

L'*OR* est un compromis entre ses propriétés mathématiques qui permettent le calcul dans un schéma cas-témoins et la possibilité de l'interpréter comme un risque relatif qui ne peut être calculé que dans un schéma de type cohorte. Dans le cas d'une maladie rare (prévalence < 10%), l'*OR* peut s'interpréter comme un RR. L'interprétation se fait également dans le cadre d'un modèle multiplicatif :

OR>1 : le facteur d'exposition est un facteur de risque

OR=1 : le facteur d'exposition ne modifie pas le risque de survenue de la maladie

OR<1 : le facteur d'exposition est un facteur protecteur

Les règles d'interprétation de la valeur de l'*OR* sont donc les mêmes que celles de la valeur du RR. Cependant, si l'*OR* est par exemple égal à 2, il n'est pas juste de conclure que le risque est multiplié par 2 (conclusion que l'on ne peut faire qu'à partir d'un RR).

Dans une étude transversale, la description des sujets en quatre catégories reste valide. On calculera la prévalence chez les exposés (Pe= a / (a+b)) et les non-exposés (Pne= c / (c+d)) pour établir un rapport de prévalence RP= (Pe/ Pne). Le rapport de prévalence permet de savoir par quel coefficient est multipliée la prévalence chez les exposés par rapport à celle des non-exposés.

Ces indicateurs privilégient un modèle interprétatif multiplicatif. D'autres modèles moins utilisés proposent un cadre interprétatif additif pour calculer une différence de prévalence (ΔP= Pe-Pne) via la prévalence supplémentaire apportée (en plus ou en moins) par le facteur d'exposition.

Dans une étude transversale, on ne peut pas parler de facteur de risque ou de facteur protecteur puisqu'on ne connaît pas la temporalité de l'association. L'association entre le facteur d'exposition et la présence de la maladie s'interprète facilement et de manière quantifiée :

RP>1 $\Delta P>0$: le facteur d'exposition est associé de façon positive à la maladie

RP=1 $\Delta P=0$: le facteur d'exposition ne modifie pas la prévalence de la maladie

RP<1 $\Delta P>0$: le facteur d'exposition est associé de façon négative à la maladie

La caractérisation de la précision de tous ces indicateurs se fait en calculant un intervalle de confiance et l'évaluation de sa significativité statistique se fait à l'aide d'un test statistique et d'une *p-value*. Ces aspects sont traités dans le chapitre 3 sur la significativité statistique.

Une autre façon d'exprimer les résultats d'un essai clinique utilise le modèle additif.
Il permet d'exprimer les données de manière à faciliter la prise de décision. C'est le nombre de sujets à traiter (*NNT, Number Needed to Treat*) pour obtenir la guérison d'un patient supplémentaire. Pour une différence de risque de 5 pour cent (20 - 15 pour cent = 5 pour cent), si 5 enfants sur 100 bénéficient du traitement, le *NNT* pour la guérison d'un enfant supplémentaire est d'environ 20 ($100 \div 5 = 20$).

4. Les mesures d'impact

Les mesures d'impact servent à quantifier les importances relatives d'un facteur de risque ou d'un facteur protecteur. Dans les schémas d'étude de type cohorte, les mesures d'impact se calculent à partir du RR (Risque Relatif) ou de l'*OR* (*Odds Ratio*). Dans les schémas de type cas-témoins, elles ne peuvent se calculer qu'à partir de l'*OR*. La fraction étiologique du risque et la fraction préventive mesurent respectivement la proportion respectivement imputable et la proportion évitable chez les cas. Ces fractions peuvent être calculées chez les seuls exposés ou dans l'ensemble de la population.

L'interprétation n'est valable que s'il existe un lien causal entre le facteur de risque et la maladie (tabac – cancer du poumon) ou une action directe entre l'action de prévention et la cible (vaccin – infection).

⇒ Pour un facteur de risque (RR>1, *OR*>1), on parle de fraction étiologique :

– chez les exposés :

Ie- Ine / (Ie) soit (RR-1)/RR pour une cohorte

OR-1 / *OR* dans une étude cas-témoins

(Avec Ie et Ine : l'incidence cumulée respectivement chez les exposés et les non-exposés).

– en population :

Pe (RR-1) / (Pe (RR-1) +1) pour une étude de cohorte

Pe (*OR*-1) / (Pe (*OR*-1) +1) pour une étude cas-témoins

(Avec Pe : la proposition d'exposés).

⇒ Pour un facteur protecteur (RR<1, *OR*<1), on parle de fraction préventive :

– chez les exposés :

1-RR pour une cohorte

1-*OR* dans une étude cas-témoins

– en population :

Pe (1-RR) pour une étude de cohorte

Pe (1-*OR*) pour une étude cas-témoins

(Avec Pe : la proportion d'exposés).

5. La mesure d'études de survie

Le rapport de risque ou *Hazard ratio* (*HR*) décrit le risque relatif issu de la comparaison des taux de survenue d'événements. Les ratios de risque sont généralement utilisés pour des études de survie, par exemple pour décrire le résultat des essais thérapeutiques qui interrogent dans quelle mesure le traitement peut raccourcir la durée de la maladie, accélérer la survenue de la guérison ou allonger le délai de rechute. Toutefois, si le ratio de risque est utile en tant qu'outil de comparaison, il ne reflète pas toujours avec exactitude l'effet réellement obtenu sur la survenue d'événements associés à la maladie.

6. Les mesures de propriétés prédictives

Pour une étude évaluant une procédure diagnostique ou un dépistage, les données peuvent être présentées sous la forme d'un tableau à double entrée qui présente les résultats du test par rapport à une référence (*gold standard*). Ce tableau est présenté ci-dessous avec les principaux indicateurs, calculés pour décrire les propriétés du test (étude diagnostique) ainsi que leurs multiples dénominations en anglais. Il représente deux points de vue distincts :

⇒ en situation expérimentale, on étudie le test en condition de laboratoire en choisissant les cas et les témoins. Le test est alors étudié pour ses propriétés intrinsèques et lu horizontalement chez les cas et chez les témoins séparément. La sensibilité et la spécificité mesurent la double capacité du test à classer les sujets atteints et les sujets sains respectivement.

⇒ en situation de terrain observationnelle, le test est alors étudié pour ses propriétés en pratique clinique. Il est alors lu verticalement chez les sujets positifs et chez les sujets non positifs de façon séparée. Les valeurs prédictives positives et négatives mesurent la double capacité du test à fournir des valeurs utilisables en clinique.

Contrairement à la sensibilité et à la spécificité, qui sont intrinsèques au test, les valeurs prédictives positives et négatives d'un test dépendent de la prévalence de la maladie détectée. Il existe de nombreux modèles pour mesurer la capacité prédictive d'un test.

(N) TOTAL POPULATION		TEST OUTCOME: Positive (+)		TEST OUTCOME: Negative (-)			
Real Condition (Gold Standard)	**Condition (T)**	**True Positive**	***TP***	**False Negative**	***FN (Type_2)***	**Sensitivity**, True Positive Rate (TPR), Recall	***TP / (TP+FN)***
Real Condition (Gold Standard)	**Not Condition (F)**	**False Positive**	***FP (Type_1)***	**True Negative**	***TN***	**Specificity,** False Positive Rate (FPR), Fall out	***FP / (FP+TN)***
Prevalence of the condition in the population	p(C) = T /F	**Positive Predictive Value (PPV)**, Precision	***TP / (TP + FP)***	**Negative Predictive Value (NPV)**, False Omission Rate **(FOR)**	***TN / (TN+FN)***	Accuracy, Well classified	Positive Likelihood Ratio **(LR+)**
		False Discovery Rate **(FDR)**	**1-PPV**	Miss Rate or False Negative Rate **(FNR)**	**FN / (FN+TP)**	**(TP+FN) / TP+FP+FN+TN**	***TPR / FPR***
Negative Likelihood Ratio (LR-)				**FNR/TNR**			

Lorsque que le test prédictif est constitué par une variable quantitative, on utilise la répartition de chaque seuil à appliquer à la variable dans quatre catégories (TP, TN, FP, FN). Cette analyse est souvent présentée graphiquement par une courbe *ROC* (*Receiver Operator Curve*) dont l'aire sous la courbe représente la valeur de discrimination de la variable.

7. Les méta-analyses

Bien que ce type d'études ne soit pour l'instant pas dans le champ de la LCA, les méta-analyses font l'objet d'un nombre croissant de publications depuis plusieurs années et entrent donc dans le champ de l'analyse critique de l'information scientifique médicale. Une méta-analyse intègre les résultats quantitatifs d'études distinctes mais suffisamment comparables afin de fournir une estimation globale de l'effet analysé. Chaque étude se voit attribuer un poids différent dans le calcul de l'effet global. La pondération est proportionnelle à l'inverse de l'écart-type (qui reflète à la fois la taille de l'échantillon et la précision des estimations) rapportée dans les études. Des études avec le plus faible écart-type et les plus grandes tailles d'échantillons se voient attribuer les pondérations les plus fortes dans le calcul, l'effet global résultant de la moyenne pondérée de toutes les études. Cette moyenne pondérée peut être estimé pour tout type d'indicateurs :

- une moyenne d'une variable continue (un paramètre biologique ou physique)
- une corrélation entre deux variables
- un rapport de cotes, *odds ratio*
- un risque relatif (rapport de risque) ou une différence de risque
- une proportion ou un taux
- une sensibilité et une spécificité ou une aire sous la courbe *ROC*

La mesure d'hétérogénéité : Le degré d'accord entre les études est examiné à l'aide de différentes mesures d'hétérogénéité. La statistique la plus couramment utilisée est l'I^2, pourcentage de variation totale observée dans toutes les études, due à l'hétérogénéité réelle plutôt qu'à la chance. I^2 est calculé de la façon suivante : $I^2 = 100\ \% \times (Q - df) / Q$, où la valeur de Q – dit de Cochran – est calculée comme la somme pondérée des différences quadratiques entre les effets de l'étude individuelle et l'effet commun dans toutes les études. Le terme df (*degree of freedom*) est égal au nombre d'études moins 1.

Les valeurs négatives d'I^2 sont mises à zéro de sorte que l'indicateur I^2 soit situé entre 0 % et 100 %. Une valeur de 0 % n'indique aucune hétérogénéité observée, et des valeurs plus grandes montrent l'hétérogénéité croissante.

Deux types de modèles sont utilisés pour combiner les études :

– le modèle à effet fixe : il suppose que les études partagent le même effet commun, et l'effet global est alors une estimation de la taille de l'effet commun.

– le modèle à effet aléatoire : il suppose que l'effet réel varie selon les études, et l'effet global est alors la moyenne pondérée des effets rapportés dans les études différentes. Lorsque l'hétérogénéité entre les études est importante, le modèle à effet aléatoire est préconisé.

Sur un petit nuage...

Pouvez-vous définir précisément les termes ci-dessous ?

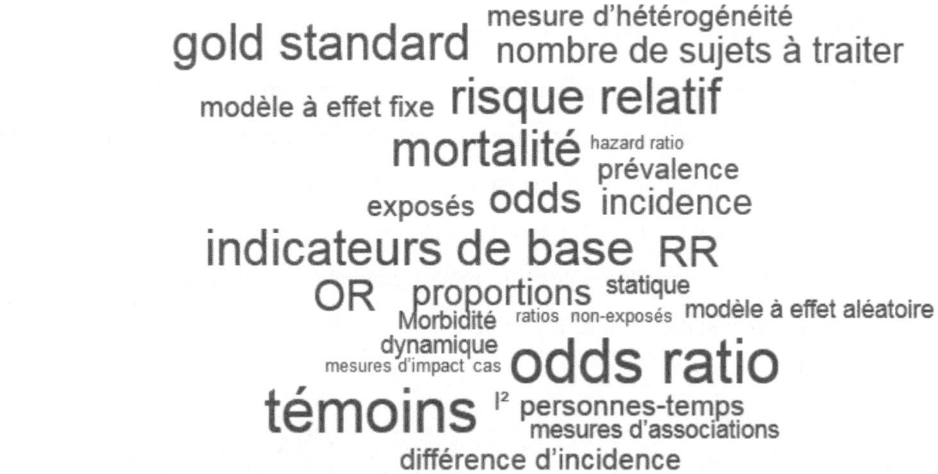

Chapitre 3 : La significativité statistique, les tests et la p-value

Le recours aux tests statistiques vient compléter l'utilisation des statistiques comme outils de description des jeux de données complexes. Au chapitre 2 nous avons vu comment ces indicateurs statistiques permettent de simplifier l'interprétation des données, par exemple en constatant qu'un facteur d'exposition accroît le risque de la maladie ($OR>1$) dans un échantillon. Il est bien pratique de faire des observations sur un échantillon, mais en tant que tel, l'échantillon importe peu car les conclusions portent sur la population dont cet échantillon est issu. Les tests statistiques vont nous permettre d'évaluer si l'effet observé pourrait être attribué aux seules fluctuations d'échantillonnage ou bien s'il reflète une réalité de la population source. Le test statistique, si l'on accepte certains risques de se tromper, nous permet de conclure à la significativité statistique des observations. Cette significativité statistique reste insuffisante, et ne doit pas être confondue avec la significativité clinique qui se place non pas sur le plan des fluctuations d'échantillonnage mais sur le plan de l'apport de l'observation à la compréhension physiopathologique ou la pratique clinique.

1– À chaque estimation son intervalle de confiance

L'estimation d'un paramètre à partir d'un échantillon représentatif (la discussion sur le caractère représentatif d'un échantillon est abordée à la page 115 dans le paragraphe sur les « biais »), relève d'une sorte de « pari statistique » : quels que soient l'observation et le calcul que l'on fera dans un échantillon, on s'attend à ce que la valeur obtenue dans l'échantillon soit proche de celle que l'on aurait obtenue en observant l'ensemble des sujets de cette population (ce qui n'est pas toujours possible pour des raisons pratiques, souvent par souci d'économie). Cette estimation est d'autant plus proche de la valeur en population que la variance de l'estimateur est faible. Plus l'échantillon est grand plus on a de chances d`être proche de la valeur vraie. Plus un événement est fréquent plus on a d'information. En effet, plus l'événement se produit de nombreuses fois et moins les fluctuations d'échantillonnage affectent la variable mesurée, on a alors plus de chances d'approcher la valeur réelle. Une estimation peut donc être complétée par un calcul de la fourchette d'estimation dans laquelle on peut raisonnablement espérer trouver la vraie valeur. C'est ce que l'on désigne sous le terme d'intervalle de confiance (*confidence interval*). Les statistiques ne permettent pas de déterminer avec certitude la vraie valeur mais de quantifier l'incertitude de l'estimation fournie par le dispositif expérimental.

Les intervalles de confiance se composent de deux bornes souvent présentées entre crochets, et d'un pourcentage reflétant l'incertitude de la fourchette (xx% CI [borne inférieure-borne supérieure]. La plupart du temps, l'intervalle est donné avec une incertitude de 95% (95% CI).

Il existe de nombreuses méthodes de calcul des intervalles de confiance pour tout type d'indicateur présent dans une étude biomédicale.

2– À chaque question sur les indicateurs sa modélisation pour effectuer un test statistique

Un test statistique est l'outil privilégié pour juger de la significativité statistique de toute observation issue d'une étude biomédicale. La fonction du test statistique est de permettre à l'investigateur d'évaluer si la différence qu'il observe dans l'échantillon de son étude peut-être expliquée par les seules fluctuations d'échantillonnage.

La principale difficulté posée par les tests statistiques réside dans le type de raisonnement qu'il met en œuvre. Dans les tests statistiques on pose une hypothèse de départ, dont le calcul d'une probabilité appelée *p-value* amène à reconsidérer la véracité. Plus la *p-value* est faible, moins l'hypothèse à l'origine du test est vraisemblable. Si la probabilité est en revanche élevée, on n'est pas en mesure de remettre en cause la véracité de cette hypothèse : « Tout se passe » comme si l'hypothèse collait bien aux observations disponibles dans l'échantillon.

Tous les tests statistiques, quelles que soient leur complexité mathématique ou leurs conditions d'application, conduisent au calcul d'une *p-value*.

Les études biomédicales utilisent les principales catégories de tests statistiques suivants :

- Tests de comparaison d'une valeur observée dans l'étude (moyenne, proportion, prévalence *incidence ratio*, cote etc.) à une valeur de référence externe à l'étude.
- Tests de comparaison d'indicateurs estimés dans deux groupes d'étude (moyenne, proportion, prévalence *incidence ratio*, cote etc. estimées dans des sous-groupes de l'échantillon de l'étude).
- Tests de comparaison d'une répartition observée en catégories à une répartition attendue (Tests du Chi-2). Ces tests permettent, entre autres, d'évaluer l'équipartition de la survenue de la maladie ou d'événements dans plusieurs catégories de sujets, notamment exposés et non exposés, à un facteur de risque.
- Tests de liaison entre plusieurs grandeurs physiques ou biologiques pour identifier la significativité de leur corrélation apparente.
- Tests d'ajustement de la distribution de grandeurs physiques ou biologiques à une distribution connue, notamment pour vérifier la « normalité » d'une variable.
- Test des coefficients d'une modélisation de type régression (linéaire ou assimilée pour une grandeur physique, logistique pour l'appartenance à une catégorie, ou modélisation de la durée nécessaire à la survenue d'un événement)

On se reportera aux ouvrages de statistiques pour juger de l'adéquation entre la question posée, les données et la modélisation mathématiques correspondant au test.

3– À chaque *p-value* son interrogation sur les risques associés

L'évaluation d'une *p-value* correspond à consentir deux risques mis en balance par la procédure de test :

– le risque α, dit risque d'erreur de première espèce, risque de conclure à un rejet de H0 à tort. En décidant de rejeter une hypothèse de départ dite hypothèse nulle (H0) on prend le risque de la rejeter à tort. Il est possible que l'hypothèse de départ apparaisse fausse alors qu'elle est vraie, bien qu'improbable, car les fluctuations d'échantillonnage peuvent le suggérer à tort.

Le risque α est choisi par les investigateurs. On retient en général qu'une *p-value* inférieure à 5% établit la significativité statistique des différences observées. C'est-à-dire qu'il y a moins de 5% de chances que la différence observée soit explicable par les seules fluctuations d'échantillonnage. La quasi-totalité des publications scientifiques ne consentent pas à un risque α de plus de 5%, et les résultats de nombreuses études sont contestés parce que les investigateurs ont consenti en réalité à un risque α beaucoup plus élevé.

– le risque β, dit risque d'erreur de deuxième espèce, risque de ne pas rejeter H0. En ne rejetant pas l'hypothèse de départ dite hypothèse nulle (H0), on ne peut pas dire pour autant que cette hypothèse est vraie. En effet, on prend le risque de ne pas avoir été en mesure de distinguer une différence vraie de celle que pourraient produire des fluctuations d'échantillonnage. C'est typiquement le cas lorsque l'échantillon est trop petit pour être concluant. Il s'ensuit une faible précision des estimations.

Les différents types d'erreurs :

Décision ↓ | Vérité →	**H0 Vraie**	**H0 Fausse**
Non- Rejet de H0	Décision correcte	**Erreur de type II –β - Non-Rejet à tort**
Rejet de H0	**Erreur de type I – α– Rejet à tort**	Décision correcte

4– À chaque étude sa puissance, son nombre de sujets nécessaires

α est choisi, β est estimé à partir de suppositions sur la taille de l'effet en admettant qu'il existe. L'estimation de la puissance d'un test à effectif donné, ou le calcul de la taille de l'échantillon nécessaire pour atteindre une puissance statistique suffisante (80%) sont importants à deux points de vue : un point de vue éthique d'abord, notamment dans le cas d'un essai clinique, car l'investigateur se doit d'exposer un nombre minimal de sujets à un traitement dont les effets ne sont pas connus, mais le nombre doit cependant être suffisant pour que l'étude soit concluante ; un point de vue économique ensuite, car le calcul du nombre de sujets nécessaires permet de déterminer le nombre optimal de sujets à inclure, sans s'exposer à des surcoûts inutiles, ni au financement d'une étude qui ne serait pas conclusive.

À chaque *p-value* estimée dans une étude, l'investigateur « consomme » du risque α, ce qui amène à s'interroger sur le niveau réel global du risque α dans l'étude. Pour corriger ce sur-risque, et prendre en compte le nombre de tests statistiques réalisés dans une étude, le seuil retenu pour le risque α doit être bien inférieur à 5%.

Sur un petit nuage…

Pouvez-vous expliquer ce qui se cache derrière ces termes ?

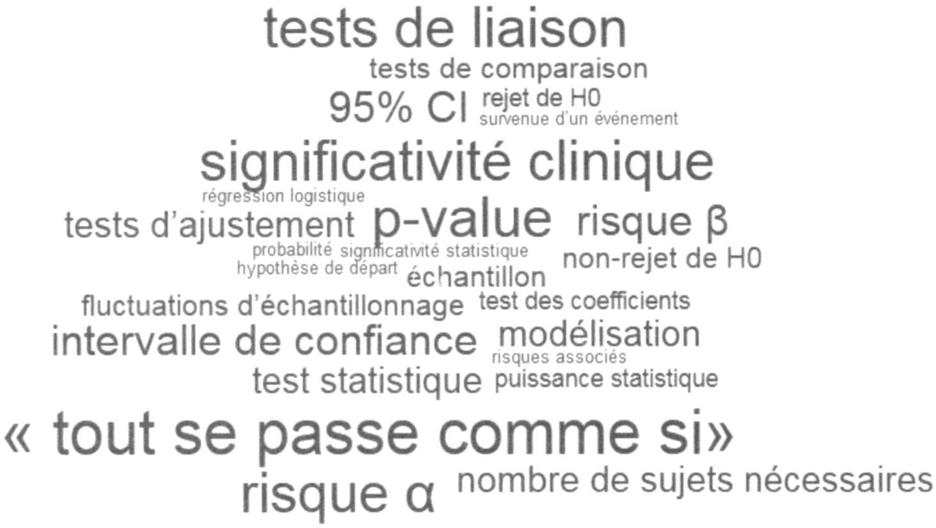

Chapitre 4 : Comment procéder pour la lecture critique d'article dans le cadre des épreuves de l'ECNi

L'objectif de ce chapitre est de vous présenter les éléments incontournables pour réaliser de façon optimale la lecture critique d'un article scientifique. Les outils relevant de la méthodologie de la recherche et les notions de biostatistiques ne seront pas repris dans ce chapitre, mais vous vous réfèrerez aux chapitres précédents ainsi qu'au glossaire pour retrouver ces notions fondamentales.

1– Comment aborder la lecture?

L'apprentissage de la lecture critique se fait dans le temps. Le temps de comprendre l'ensemble des méthodes nécessaires à la bonne réalisation d'un objectif, le temps d'apprentissage du raisonnement statistique et de la lecture des résultats, le temps de l'appropriation d'un champ de recherche qui permettra au lecteur de juger de l'intérêt et de la portée des résultats qui lui sont exposés. Plus on lit, mieux on lit.

De nombreuses techniques sont proposées, selon l'objectif spécifique de la lecture (recherche d'articles pertinents pour répondre à une question posée, analyse de la littérature pour en faire une synthèse, mise à jour de ses connaissances sur un champ/domaine/pathologie etc. donnés). Plusieurs ouvrages et de nombreux articles didactiques ont déjà été publiés, vous en trouverez quelques références à la fin de l'ouvrage, si vous souhaitez aller plus loin ou vous perfectionner dans un domaine particulier. Dans le cadre de cet ouvrage, c'est-à-dire pour l'analyse d'un article-type de l'épreuve de LCA pour l'ECNi, ou de façon plus générale, pour identifier l'information pertinente dans un article de sa discipline, l'essentiel est de lire vite et bien.

Vous connaissez tous la structure classique de présentation d'un article scientifique, la fameuse structure IMRAD (pour *Introduction*, *Material(s)* populations & method(s), *Results* (*And*) *Discussion*). Pour lire vite et bien, dans un objectif d'analyse critique, les éléments de structure les plus importants sont la partie « Méthodes » et la partie « Résultats » ; c'est dans ces deux parties que vous retrouverez les éléments factuels de l'article, il convient d'y ajouter l'introduction, qui DOIT contenir la justification de l'étude réalisée, et son objectif.

De plus, il faut accorder une attention particulière aux tableaux et figures présentés dans l'article, qui permettent rapidement d'avoir des informations précises et objectives sur les caractéristiques de la population de l'étude, sur les analyses réalisées, les principaux résultats et leur adéquation avec les objectifs annoncés de l'étude. Comme il est dit traditionnellement, un petit schéma vaut mieux qu'un long discours, attention toutefois aux choix de présentation des auteurs des articles, qui peuvent conduire à une interprétation biaisée des résultats. C'est un élément très important car plusieurs questions dans l'épreuve de LCA peuvent s'appuyer sur ces figures ou tableaux, mais de façon plus générale, un extrait d'article sous la forme d'un tableau de résultats peut constituer le support de questions de cas progressifs à l'ECNi. Dans la nouvelle épreuve de LCA de l'ECNi, l'article est désormais présenté dans son intégralité, la lecture du résumé doit donc permettre rapidement d'avoir une idée précise de l'objectif de l'étude et de sa justification, des très grandes lignes de la méthode (au moins le *design* de l'étude et le critère de jugement), et d'appréhender les résultats principaux de l'étude (qui doivent, si l'étude a été correctement menée et présentée, répondre à la question introductive).

2– Description générale de la méthode : les 8 critères d'évaluation

La plupart des recommandations de lecture critique de la littérature scientifique s'appuient sur un guide ou une grille de lecture. Nous vous proposons un guide qui peut être applicable à tous les types de publications. Ce guide comporte huit critères d'évaluation, correspondant schématiquement aux différentes étapes de la conception d'une étude. Pour chaque critère, il faut répondre à trois questions :

– est-il possible de trouver dans l'article l'information pour le critère en question ?
– la façon dont le critère en question a été abordé est-elle correcte ?
– si la façon d'aborder le critère en question est incorrecte, cela menace t-il la validité de l'étude ?

Comme précisé dans le paragraphe précédent, il faut aller directement dans les parties de l'article les plus importantes pour rechercher ces critères, et ne pas perdre de temps, en première intention, à vouloir faire une lecture extensive, notamment de la discussion.

Critère # 1 : Objectif

Le lecteur (professionnel de santé, étudiant, chercheur) est à la recherche d'informations scientifiques concernant ses quatre grandes préoccupations :

- l'histoire naturelle d'une maladie, son évolution ou son pronostic
- le mode d'utilisation, la performance et l'intérêt d'un test diagnostique
- l'impact d'une intervention, le plus souvent pharmacologie ou thérapeutique, mais aussi de dépistage, de prévention ou d'éducation, pour distinguer l'utile de l'inutile, voire du dangereux
- la détermination d'une étiologie ou d'une causalité.

La lecture critique consiste d'abord à replacer l'article examiné dans l'un de ces cadres afin d'avoir une idée claire des objectifs du sujet traité, de son intérêt et de l'hypothèse testée.

⇒ Par rapport à l'objectif, quelle est l'hypothèse à vérifier ?

Critère # 2 : Plan d'étude

En dehors du rapport d'un cas intéressant et inhabituel (ou d'une série de cas) il existe quatre grands types d'études :

- l'étude interventionnelle ou expérimentale (animaux, volontaires sains, sujets malades), de type essai clinique (*controlled clinical trial*). L'essai clinique est le plus souvent thérapeutique et il peut également s'intéresser aux dispositifs médicaux ou plus largement aux « stratégies thérapeutiques ou diagnostiques ». Souvent l'essai est dit de supériorité mais une équivalence entre deux traitements peut aussi être évaluée ;
- l'étude observationnelle (*observational study*), pouvant être descriptive (évaluation d'une prévalence dans une étude transversale, évaluation d'une incidence dans une étude de cohorte) ou analytique : étude de cohorte exposés-non exposés (ou étude pronostique) ou étude cas-témoins ;
- l'étude diagnostique pour évaluer les qualités d'un nouveau procédé diagnostique par rapport au *gold standard* par exemple. Il peut s'agir d'une étude interventionnelle ou observationnelle telles que décrites ci-dessus ;
- la revue de la littérature : synthèse, méta-analyse (il n'est pas prévu, à cette date, d'utiliser ce genre de publication pour l'épreuve de LCA dans le cadre de l'ECNi).

Différents types d'études possibles selon la question posée

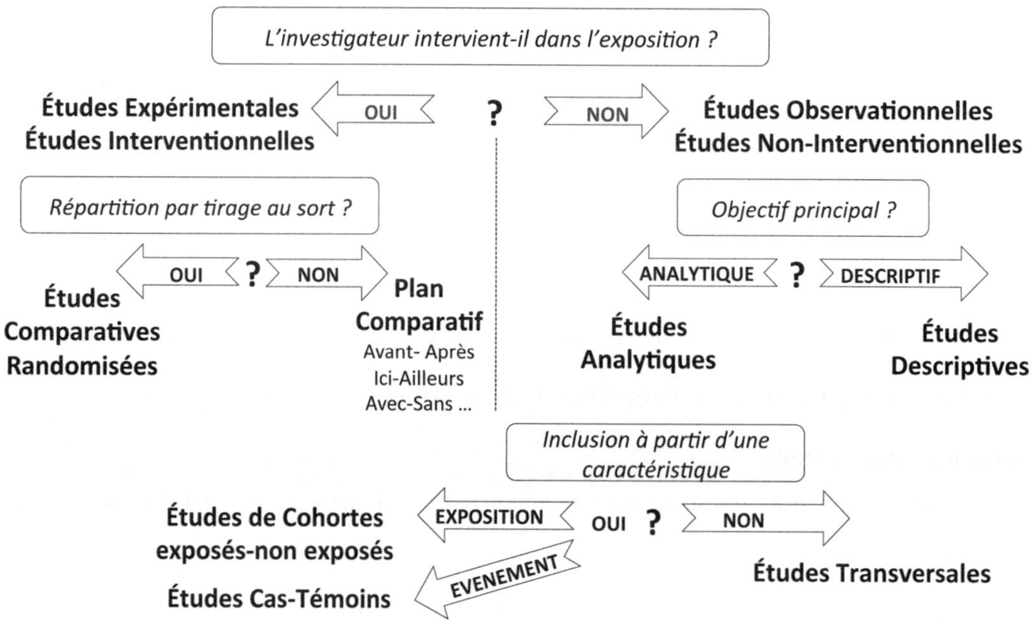

Le lecteur doit reconnaître le plan d'étude pour vérifier si celui-ci est le plus approprié pour la question posée. En outre, lorsqu'on juge de l'efficacité, il existe une « hiérarchie » parmi ces modèles. Le « niveau de preuve » des résultats d'une étude (et donc la confiance du lecteur) varient d'un modèle à l'autre, mais dépend également de la question posée par l'étude. Il va croissant, pour une étude d'efficacité, du cas ou de la série de cas à l'étude transversale, puis à l'étude cas-témoins, à l'étude de cohorte exposés-non-exposés, pour être maximal avec l'essai comparatif. Cependant, il faut bien savoir que cette hiérarchie diffère lorsqu'on évalue d'autres facteurs, comme par exemple le risque médicamenteux, ou lorsqu'on cherche à déterminer l'incidence ou la prévalence d'une maladie (objectif pour lequel l'essai comparatif randomisé n'a aucun sens).

Critère # 3 : Facteur étudié

Le facteur étudié correspond à l'exposition ou l'intervention, supposées avoir des conséquences sur un problème de santé, une maladie ou un état clinique.

Le lecteur doit pouvoir savoir comment le (ou les) facteur(s) a (ont) été mesuré(s), si tous les facteurs pertinents ont été pris en compte, et si la même méthode de mesure a été appliquée à tous les sujets, ainsi que d'un groupe à l'autre. Il doit aussi pouvoir apprécier la qualité de cette mesure (variabilité, mesure en « insu » etc.)

⇒ Si le facteur étudié est un test diagnostique, existe t-il une comparaison indépendante avec le *gold standard* ?

Critère # 4 : Critère de jugement

Le critère de jugement correspond à l'événement ou la situation, supposés être le résultat de l'influence du facteur étudié (mort, maladie, inconfort, insatisfaction etc.). Le lecteur doit trouver les mêmes renseignements que pour le facteur étudié (définition précise, méthode de mesure etc.).

Critère # 5 : Population étudiée

La population de référence, ou population cible, est le groupe de sujets auquel les résultats de l'étude, s'ils sont valides, vont s'appliquer. L'échantillon sur lequel est réalisée l'étude est un sous-groupe de cette population, sélectionné de façon aléatoire ou non, pour représenter l'ensemble de cette population, lorsqu'il n'est pas possible pour des raisons pratiques d'étudier celle-ci dans sa globalité (ce qui est quasiment toujours le cas).

⇒ La sélection est-elle correcte ? Y a-t-il tirage au sort, pour la sélection d'un échantillon dont l'objectif est de décrire la fréquence et les caractéristiques d'un phénomène, et qui doit donc être représentatif de la population de référence ? En cas de comparaison de deux groupes (ou plus) de sujets exposés à des traitements différents, y a-t-il tirage au sort pour attribuer de façon aléatoire ces traitements aux sujets de l'étude ? Les groupes diffèrent-ils par des caractéristiques autres que les facteurs étudiés ? Quelle est la proportion de sujets atteignant la fin du suivi ?

⇒ A-t-on, si le facteur étudié est un test diagnostique, pris en compte un large éventail de patients ?

⇒ Il s'agit aussi, à cette étape, de juger la validité externe de l'étude : les conclusions, en admettant qu'elles soient valides, peuvent-elles s'appliquer à une population plus large que le simple échantillon étudié ?

Critère # 6 : Biais et facteurs de confusion

Les différents types et sources de biais et les facteurs de confusion décrits dans les chapitres précédents doivent être recherchés dans l'article. Généralement, les biais potentiels doivent être évoqués dans la partie Matériel et Méthode (dans la définition de la population de l'étude, des critères de jugement, etc.) Leur prise en compte a priori (c'est-à-dire dans le *design* de l'étude) ou a posteriori (dans la description de l'analyse statistique et la présentation des résultats) doit être décrite dans l'article.

⇒ Ces facteurs et biais sont-ils tous envisagés et pris en compte ? Si tel n'est pas le cas, la validité de l'étude doit être mise en doute.

Critère # 7 : Résultats

Le lecteur veut savoir si les résultats ne sont pas dus à la chance seule, autrement dit s'ils sont *statistiquement significatifs*. La *p-value* doit être présentée, mais n'a de sens que si on a utilisé le test statistique correct (et si le lecteur, aux étapes précédentes, a considéré que la validité de l'étude n'était pas menacée).

⇒ Si les résultats sont statistiquement significatifs, sont-ils *cliniquement intéressants et signifiants* ? Le résultat observé, la différence entre deux groupes, ont-ils un sens en termes de pratique clinique ? Même si on observe un effet, celui-ci change t-il quelque chose pour le patient? Ne jamais oublier qu'il n'y a pas de relation entre la valeur du *p* et la différence d'effet, en d'autre terme, même si le *p* est « très significatif », la différence observée clinique peut être totalement insignifiante. Lorsque l'effet est mesuré par exemple par un indicateur tel que le risque relatif ou le rapport de cotes, quelle est la force de l'association mise en évidence ? Quelle est la valeur de l'intervalle de confiance à 95 % de l'indicateur choisi ?

⇒ Si les résultats sont *négatifs, le sont-ils réellement*, ou bien les auteurs avaient-ils les moyens de mettre en évidence des résultats positifs ? S'il existe des informations sur la puissance de l'étude, le lecteur peut alors dire si l'étude est concluante ou non, utile ou non. En cas de diagnostic, le rapport de vraisemblance est-il donné ?

Critère # 8 : Synthèse

⇒ À chacune des étapes précédentes, la validité de l'étude était-elle menacée, gravement ou faiblement (validité interne) ?

⇒ Les conclusions des auteurs répondent-elles aux questions posées au début de l'article ?

⇒ Les résultats sont-ils applicables à la population étudiée (validité externe) ?

⇒ Les résultats sont-ils acceptables pour la pratique médicale ? Vont-ils changer le comportement des soignants et améliorer l'état des patients ?

Quel que soit le contexte de l'étude, le dernier élément à apprécier concerne ce que l'on appelle communément le niveau de preuve (*level of evidence*). La Haute Autorité de Santé (HAS) propose une gradation du niveau de preuve en quatre niveaux, permettant de qualifier la solidité des données utilisées pour établir des recommandations. Des informations détaillées et actualisées, la dernière mise à jour a été publiée en avril 2013, sont accessibles sur le site

http://www.has-sante.fr/portail/upload/docs/application/pdf/2013-06/etat_des_lieux_niveau_preuve_gradation.pdf.

Grade des recommandations de la Haute Autorité de Santé

A	**Preuve scientifique établie** Fondée sur des études de fort niveau de preuve (niveau de preuve 1) : essais comparatifs randomisés de forte puissance et sans biais majeur ou méta-analyse d'essais comparatifs randomisés, analyse de décision basée sur des études bien menées
B	**Présomption scientifique** Fondée sur une présomption scientifique fournie par des études de niveau intermédiaire de preuve (niveau de preuve 2), comme des essais comparatifs randomisés de faible puissance, des études comparatives non randomisées bien menées, des études de cohorte.
C	**Faible niveau de preuve** Fondée sur des études de moindre niveau de preuve, comme des études cas-témoins (niveau de preuve 3), des études rétrospectives, des séries de cas, des études comparatives comportant des biais importants (niveau de preuve 4).
AE	**Accord d'experts** En l'absence d'études, les recommandations sont fondées sur un accord entre experts du groupe de travail, après consultation du groupe de lecture. L'absence de gradation ne signifie pas que les recommandations ne sont pas pertinentes et utiles. Elle doit, en revanche, inciter à engager des études complémentaires.

Cette gradation n'est pas spécifique de l'épreuve de LCA, puisque elle fait partie des objectifs de l'enseignement pour les épreuves de l'ECNi. Il existe d'autres références à l'échelle internationale, et l'HAS a édité également des recommandations pour les critères à respecter pour la réalisation d'études post-inscription qui peuvent être exigées, pour certains médicaments, dispositifs médicaux ou actes pour la démonstration de leur utilité médicale.

3– Les figures et les tableaux dans les articles

La présentation graphique et synthétique des données constitue un des éléments clés pour la dissémination des résultats de la recherche biomédicale, parce qu'un petit schéma vaut mieux qu'un long discours et aussi en raison de la complexité des schémas d'étude et des nombreuses données disponibles. Il n'existe pas de recommandations structurées sur la présentation des figures et des tableaux, équivalentes aux grilles de présentation et de lecture des études scientifiques, mais plusieurs articles didactiques donnent les grandes lignes pour l'interprétation et la prise en compte de l'information présentée dans ces supports.

Quatre grands types de figure sont le plus souvent utilisés pour présenter les résultats des études cliniques : les diagrammes de flux (*flow diagrams* ou *flow charts*) ; les courbes de survie de Kaplan-Meier (Kaplan-Meier *survival curves* ou KM *plots*) ; les diagrammes en forêt (*Forest plots*) ; et les figures représentant des mesures répétées (*repeated measures plots*). Dans ce chapitre, nous vous donnons quelques indications utiles pour utiliser ces supports graphiques permettant d'appréhender de façon optimale le contenu d'un article dans l'optique d'une lecture rapide et critique.

- **Les diagrammes de flux** (*flow diagrams/flow charts*)

La présentation de ce type de figure est recommandée dans les grilles CONSORT, STROBE ou STARD pour avoir une idée d'ensemble de la population de l'étude. Elle est aussi fortement recommandée dans les grilles PRISMA pour illustrer les étapes de sélection et d'inclusion des études dans une revue systématique.

Le diagramme de flux permet de présenter de façon claire et précise le parcours des sujets dans une étude, par exemple dans un essai clinique, dès l'étape de sélection des sujets jusqu'à l'obtention du critère de jugement. Lorsque le schéma d'étude devient plus complexe (par exemple parce qu'il existe plusieurs bras de comparaison, ou bien parce qu'il y a plusieurs étapes avec des tirages au sort successifs), il faudra s'assurer que des informations complémentaires sont données dans un tableau ou dans le texte.

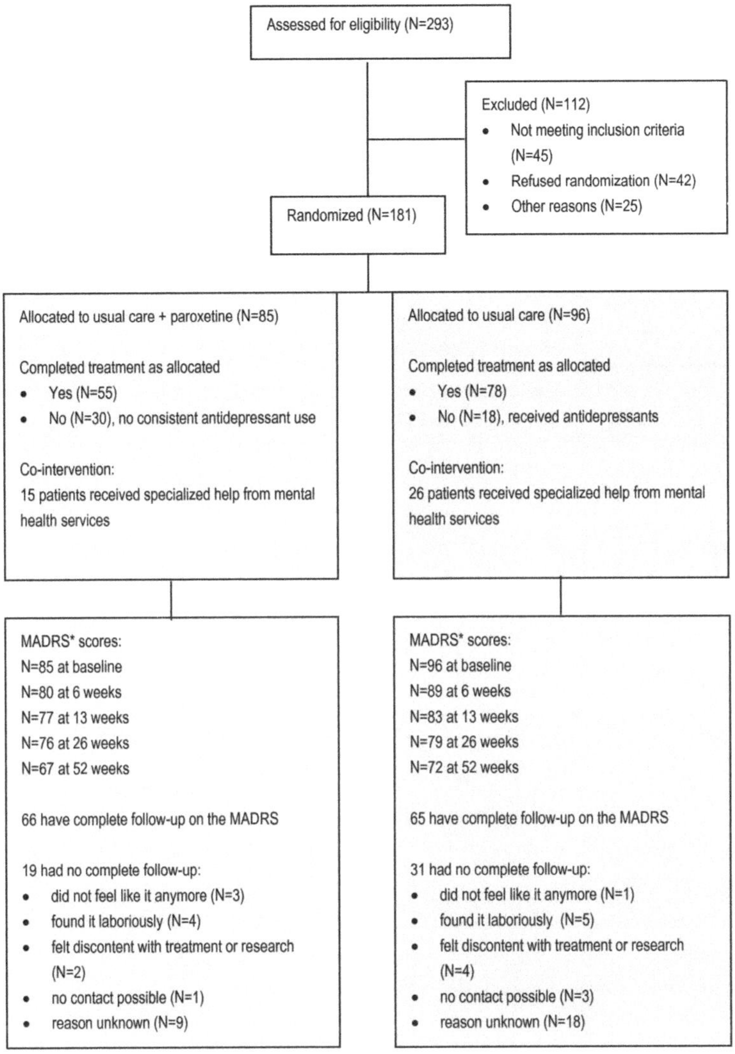

* MADRS, Montgomery Åsberg Depression Rating Scale

Figure extraite de l'article

- ❖ Clinical effectiveness of usual care with or without antidepressant medication for primary care patients with minor or mild-major depression: a randomized equivalence trial. Marleen LM Hermens, Hein PJ van Hout, Berend Terluin, Herman J Adèr, Brenda WJH Penninx, Harm WJ van Marwijk, Judith E Bosmans, Richard van Dyck and Marten de Haan. BMC Medicine 2007 5:36. DOI: 10.1186/1741-7015-5-36 *http://bmcmedicine.biomedcentral.com/articles/10.1186/1741-7015-5-36*

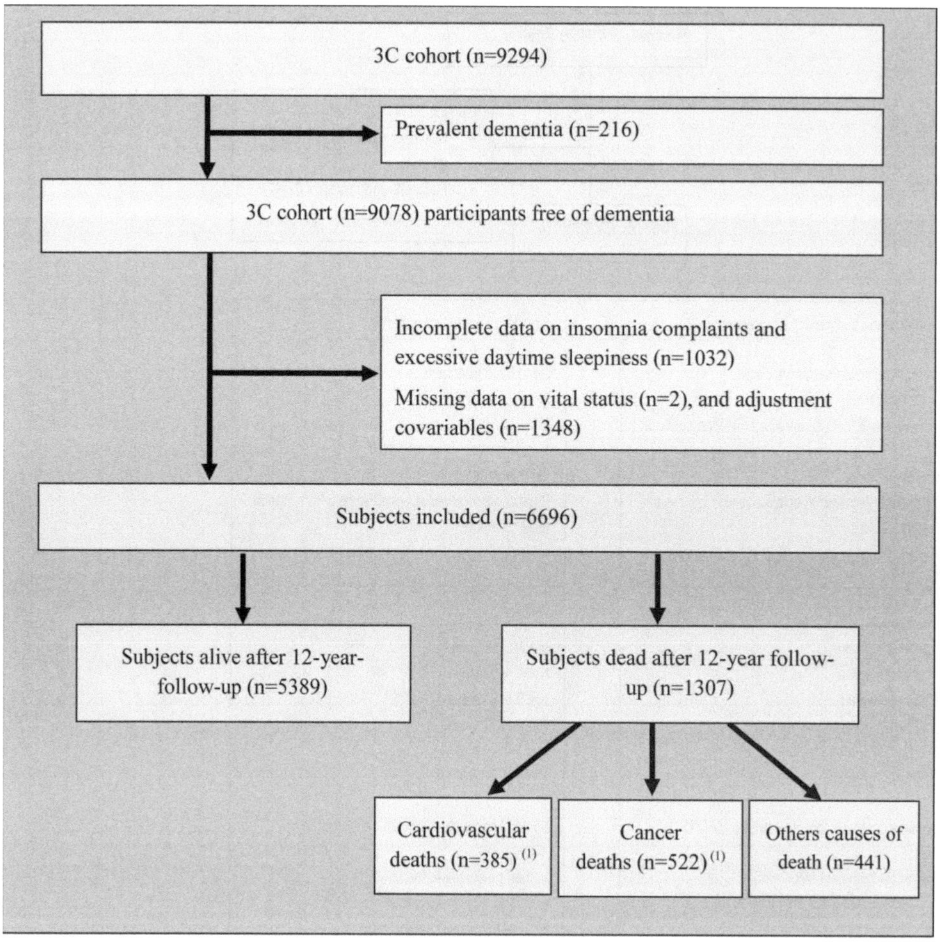

(1) For 41 participants, the cause of death was related to both cardiovascular and cancer

Figure extraite de l'article

- Hypnotics and mortality in an elderly general population: a 12-year prospective study. Isabelle Jaussent, Marie-Laure Ancelin, Claudine Berr, Karine Pérès, Jacqueline Scali, Alain Besset, Karen Ritchie and Yves Dauvilliers. BMC Medicine 2013 11:212. DOI: 10.1186/1741-7015-11-212.
  http://bmcmedicine.biomedcentral.com/articles/10.1186/1741-7015-11-212

L'analyse attentive de ce type de figure permet de s'assurer des effectifs de sujets qui ont été réellement pris en compte dans l'analyse. Confrontée aux informations fournies dans le tableau de l'étude qui présente les caractéristiques initiales de la population sur laquelle porte l'étude (généralement le tableau 1 de description initiale des sujets), elle permet au lecteur de vérifier sur quels effectifs l'analyse a été faite. Cet examen attentif permettra de vérifier si les auteurs ont par exemple bien respecté le principe de l'analyse en intention de traiter mentionné dans le texte. Si les effectifs ne sont pas cohérents entre ces deux présentations, cela permet de s'interroger sur la qualité intrinsèque de l'étude. Les exemples du type de figure présentés ci-dessus sont issus

– d'une part d'un article présentant les résultats d'un essai pragmatique comparatif randomisé en médecine ambulatoire sur l'efficacité de la prise en charge de la dépression modérée à sévère avec ou sans médicament antidépresseur (*M LM Hermens, et al. Clinical effectiveness of usual care with or without antidepressant medication for primary care patients with minor or mild-major depression: a randomized equivalence trial. BMC Medicine 2007 5:36*)

– et d'autre part d'un article à partir d'une étude de cohorte visant à explorer les relations éventuelles entre la consommation de benzodiazépines et la mortalité à 12 ans (*I Jaussent, et al. Hypnotics and mortality in an elderly general population: a 12-year prospective study. BMC Medicine 2013 11:212*).

- **Les courbes de survie** (*Kaplan-Meier survival curves* ou *KM plots*)

Les courbes de Kaplan-Meier permettent de présenter graphiquement le risque d'apparition d'un événement au fur et à mesure du suivi des sujets dans l'étude. Le principe et la signification des tests statistiques adaptés à la comparaison des risques de survenue d'événements en fonction du temps ont été abordés dans le chapitre 1. La présentation de courbes de survie est largement utilisée dans les essais cliniques dans lesquels le critère de jugement porte sur un événement particulier, comme la survenue d'un décès ou d'un événement morbide (infarctus du myocarde, hospitalisation pour une pathologie donnée etc.). C'est également une présentation appropriée pour la présentation des résultats d'une étude de cohorte observationnelle, puisqu'elle permet d'objectiver l'incidence cumulée de l'événement étudié au cours du suivi.

La courbe de survie est la représentation la plus employée pour décrire la dynamique de survenue au cours du temps des événements (initialement des décès, d'où le terme courbe de survie). Au début de la courbe, 100 % des patients sont vivants (probabilité de 1). Il s'agit d'une courbe en escalier avec une marche correspondant à chaque événement. La hauteur de la marche est proportionnelle au nombre d'événements sur l'intervalle. Les perdus de vue (sujets censurés, c'est-à-dire observables jusqu'à la date de perte de vue, puis inobservables, donc ne participant pas au calcul de la probabilité de survie) sont représentés par des barres verticales. Si les censures sont trop nombreuses et entachent le graphique, elles ne sont pas représentées.

La courbe de survie par définition retrace la probabilité de survie au cours du temps, mais on peut tout aussi bien représenter la probabilité de décès au cours du temps (1 – fonction de survie). La courbe sera présentée en escalier inversé (montant), avec une courbe initiale débutant à zéro (aucun sujet n'a encore présenté l'événement). Tout dépend du critère étudié et de sa fréquence. Lorsque la pathologie est sévère et la mortalité importante, on présente souvent les succès, c'est-à-dire la survie. Lorsque l'on s'intéresse à un événement qui n'est pas la mortalité, et surtout en cas d'événements peu fréquents, on représente plutôt les échecs au traitement pour un problème de lisibilité graphique, mais aussi pour une traduction clinique immédiate.

Mais si la courbe de survie résume bien les choses, le lecteur n'est pas forcément à l'abri des pièges d'interprétation.

– La première mise en garde concerne l'intervalle de confiance : on ne le fait pas toujours figurer car il surcharge la représentation graphique. Mais comme tout estimateur, la précision dépend du nombre de patients disponibles, et donc, à chaque temps, du nombre de patients encore exposés au risque (non décédés, non perdus de vue). C'est pourquoi il est important d'identifier dans la figure le nombre de sujets présents. Généralement, on indique dans la figure juste au dessous de l'axe des abcisses le nombre de sujets présents au début de chaque intervalle de temps, et donc à risque de présenter l'événement étudié.

– La seconde mise en garde concerne l'interprétation des fins de courbe : lorsqu'il reste deux patients exposés au risque en fin de suivi, le décès de l'un d'eux fournit une probabilité d'événement sur cet intervalle de 50 %. Graphiquement, cela se traduit par une grande marche d'escalier en fin de courbe, qui peut artificiellement faire conclure à une chute brutale de la survie au-delà d'un certain temps.

– La troisième mise en garde, qui n'est pas propre aux présentations de courbe de survie, concerne le respect des échelles. Dans les courbes de survie, c'est la probabilité de survenue d'un événement qui est représentée, il s'agit donc d'une valeur qui oscille entre 0 et 1, plus commodément représentée en pourcentage, de 0 à 100%. Parfois, pour faire apparaitre graphiquement une différence qui ne se verrait pas à l'œil nu (ou pour vérifier que les courbes ne se croisent pas), les courbes sont présentées avec une échelle tronquée (par exemple, uniquement de 80 à 100%).

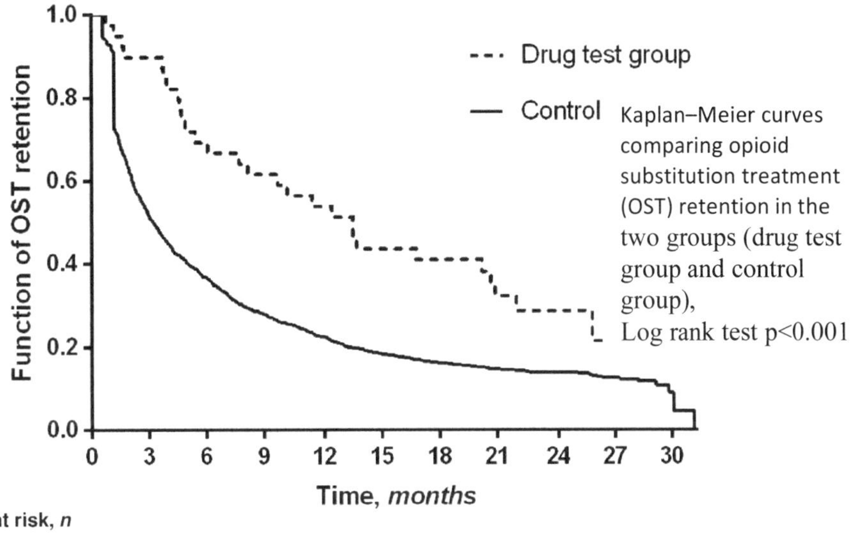

Patients at risk, *n*

Drug test group	39	36	28	25	22	18	17	12	6	3	1
Control group	1,468	738	520	390	301	242	209	142	97	38	3

Figure extraite de l'article

- Effectiveness of drug tests in outpatients starting opioid substitution therapy. Dupouy J, Dassieu L, Bourrel R, Poutrain JC, Bismuth S, Oustric S, Lapeyre-Mestre M. J Subst Abuse Treat. 2013 May-Jun;44(5):515-21. doi: 10.1016/j.jsat.2012.11.006. *http://www.sciencedirect.com/science/article/pii/S0740547212004394*

Cette figure représente les courbes de Kaplan Meier comparant la survenue au cours du temps du critère de jugement principal dans cette étude (arrêt du maintien sous traitement de substitution aux opiacés) selon la réalisation ou non d'analyses toxicologiques à l'initiation du traitement.
En réalisant une lecture rapide de cette figure, l'interprétation est assez aisée :
– le maintien sous buprénorphine (courbe en tirets) est meilleur dans le groupe *drug test*
– il existe une différence significative car p est < 0,001 (correspondant au résultat du test du log rank)
– la chance de maintien sous traitement de substitution aux opiacés à 12 mois chez les patients avec tests biologiques est de 55 %, ou le risque d'échec (arrêt du traitement) est de 45 %.

La plupart du temps, la figure représentant les courbes de survie donne l'information sur la comparaison statistique entre les courbes. L'analyse statistique la plus simple repose sur le test du

Log rank, comparant, tout au long du suivi, les risques d'événements dans chaque groupe par rapport au taux que l'on devrait avoir s'il n'y avait pas de différence entre les groupes.

Ce test est approprié si la survie observée respecte le principe des risques proportionnels. Pour vérifier grossièrement cette hypothèse, il suffit de s'assurer que les courbes de survie de chacun des groupes ne se croisent pas.

L'information présentée dans la figure sur les courbes de survie peut également comporter l'estimateur de risque (*Hazard Ratio*) présenté avec son intervalle de confiance à 95%, calculé à partir d'un modèle statistique dépendant du temps (modèle de Cox).

On peut trouver un autre exemple de ce type de figure dans un des articles utilisés pour les exercices linguistiques de la première partie de l'ouvrage

- Cardiovascular morbidity and mortality in the Losartan Intervention For Endpoint reduction in hypertension study (LIFE): a randomised trial against atenolol
  http://www.thelancet.com/pdfs/journals/lancet/PIIS0140-6736(02)08089-3.pdf

- **Les diagrammes en forêt** (*forest plots*)

Ce type de représentation graphique est utilisé dans les essais cliniques (ou les études de cohorte) et dans les revues systématiques et méta-analyses. Dans les essais cliniques, il permet de représenter graphiquement les différences d'effet des traitements comparés dans des sous-groupes de patients de l'étude – par exemple selon le genre, la répartition par âge, la présence ou non de comorbidités etc. – dans un même graphique. Dans une méta-analyse, ce diagramme présente les résultats sur un critère commun (critère de jugement de la méta-analyse) dans les différentes études incluses dans la synthèse, et l'effet commun estimé par la combinaison appropriée de tous les résultats.

Typiquement, le diagramme en forêt présente l'effet global mesuré dans l'étude (pour un essai clinique) pour l'ensemble des sujets randomisés, puis l'effet spécifique mesuré en fonction de chaque sous-groupe, sur un axe vertical commun. Chaque point correspond à la comparaison entre le groupe testé et le groupe témoin présenté par l'estimateur d'effet, accompagné de son intervalle de confiance à 95% (figuré par un trait horizontal perpendiculaire à l'axe du milieu, terminé de part et d'autre par les bornes (inférieure et supérieure) de l'intervalle de confiance). Cette présentation permet de vérifier rapidement l'existence d'une quantité d'effet différente dans certains sous-groupes, en raison d'une possible hétérogénéité entre certaines catégories de sujets de l'étude.

Dans la figure ci-après, issue d'un article présentant les résultats d'un essai randomisé évaluant l'impact de la simvastatine par rapport au placebo sur la mortalité spécifique par maladies cardiovasculaires et sur l'incidence de cancer (*Heart Protection Study Collaborative Group 2005*), les résultats concernant la mortalité de causes vasculaires sont présentés pour l'ensemble des sujets tirés au sort (losanges noirs) et selon les sous-groupes de genre, d'âge, de niveau initial de Cholestérol-LDL et de Cholestérol total (carrés noirs). Dans cette étude, l'estimateur d'effet choisi était un risque relatif de décès (*Death Rate Ratio*), présenté avec son intervalle de confiance. Le graphique est donc centré sur la valeur 1 (pas d'association entre l'exposition et l'événement). L'effet global est ici statistiquement significatif (*Death Rate Ratio* égal à 0,83, en faveur d'un effet bénéfique de la simvastatine, avec un intervalle de confiance dont la borne supérieure, égale à 0,91, permet de considérer que l'association est statistiquement significative au seuil de 5%, complété par la valeur de p de la comparaison globale). On peut conclure par ailleurs qu'il ne semble pas y avoir d'hétérogénéité entre les différents sous-groupes (ce qui permet d'exclure une interaction entre une des caractéristiques, âge, genre, Cholestérol initial, et l'effet du traitement), comme en témoigne la valeur de p du test d'hétérogénéité, supérieure à 0,05. L'effet du traitement n'est pas statistiquement significatif pour tous les sous-groupes, ce qui n'est pas surprenant puisque l'étude n'a pas été conçue notamment pour le calcul d'effectif initial, pour cette analyse en sous-groupe.

Presenting feature	Simvastatin -allocated	Placebo -allocated	Death rate ratio (95% CI)	Heterogeneity p-value
Gender				
Male	653/ 7727 (8.5%)	780/ 7727 (10.1%)		p=0.9
Female	128/ 2542 (5.0%)	157/ 2540 (6.2%)		
Age (years)				
<65	223/ 4903 (4.5%)	273/ 4936 (5.5%)		p=0.9
≥65 to <70	219/ 2447 (8.9%)	256/ 2444 (10.5%)		
≥70	339/ 2919 (11.6%)	408/ 2887 (14.1%)		
LDL cholesterol (mmol/L)				
<3.0	241/ 3389 (7.1%)	285/ 3404 (8.4%)		p=0.8
≥3.0 to <3.5	180/ 2549 (7.1%)	225/ 2514 (8.9%)		
≥3.5	360/ 4331 (8.3%)	427/ 4349 (9.8%)		
Total cholesterol (mmol/L)				
<5.0	145/ 2030 (7.1%)	170/ 2042 (8.3%)		p=0.6
≥5.0 to <6.0	271/ 3942 (6.9%)	346/ 3941 (8.8%)		
≥6.0	365/ 4297 (8.5%)	421/ 4284 (9.8%)		
ALL PATIENTS	**781/10269 (7.6%)**	**937/10267 (9.1%)**	**0.83 (0.75 – 0.91) p<0.0001**	

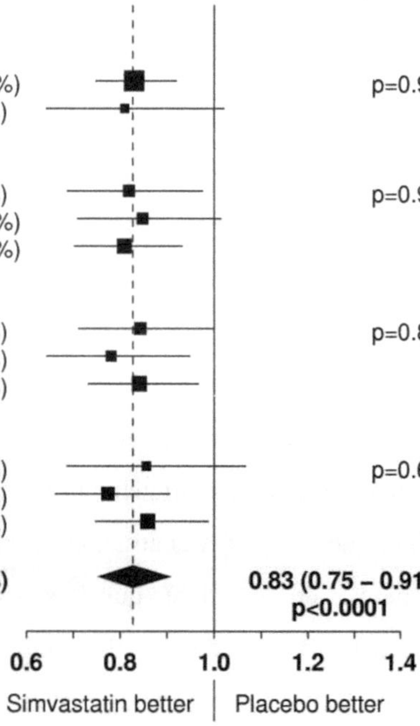

Effect of simvastatin allocation on vascular death in participants subdivided by presenting features. Rate ratios (RR: black squares with area proportional to the amount of "statistical information" in each subdivision) comparing outcome among patients allocated simvastatin to that among those allocated placebo are plotted, along with their 95% confidence intervals (CI: horizontal lines). For relevant subtotals, the result and its 95% CI is represented by a diamond, with the overall proportional reduction and statistical significance given alongside. Squares or diamonds to the left of the solid vertical line indicate benefit with simvastatin (with nominal significance of at least two-sided P < 0.05 when the horizontal line or diamond does not overlap the vertical line). The broken vertical lines indicate the overall rate ratios. P-values for chi-squared tests for heterogeneity across different subgroups are given on the right.

Figure extraite de l'article

- ❖ The effects of cholesterol lowering with simvastatin on cause-specific mortality and on cancer incidence in 20,536 high-risk people: a randomised placebo-controlled trial [ISRCTN48489393]. Heart Protection Study Collaborative Group. BMC Medicine20053:6. DOI: 10.1186/1741-7015-3-6.
  http://bmcmedicine.biomedcentral.com/articles/10.1186/1741-7015-3-6)

Dans cet exemple, la légende de la figure explique de façon détaillée la signification des éléments graphiques. Il faut être attentif à l'échelle utilisée pour l'axe des abscisses, centré sur la valeur correspondant à l'hypothèse nulle (pas de différence entre les traitements comparés, soit ici la valeur 1).

Ici, l'estimateur de l'effet est un risque relatif centré sur 1, pour une valeur potentiellement comprise en 0 et + ∞. La représentation graphique adéquate de part et d'autre de la valeur 1 est souvent une échelle semi-logarithmique, pour assurer une présentation symétrique de part et d'autre de 1. En effet, la « distance » entre 1 et 2 est la même qu'entre 0,5 et 1, de même qu'entre 1 et 10 et 0,1 et 1. Ceci est important à garder à l'esprit pour ne pas faire une interprétation erronée de l'impact d'un traitement selon la valeur de l'estimateur.

La figure ci-dessous présente le même type de diagramme, mais cette fois dans le cadre d'une synthèse de l'information avec méta-analyse, c'est-à-dire une analyse poolée et pondérée par le poids de chacune des études incluses.

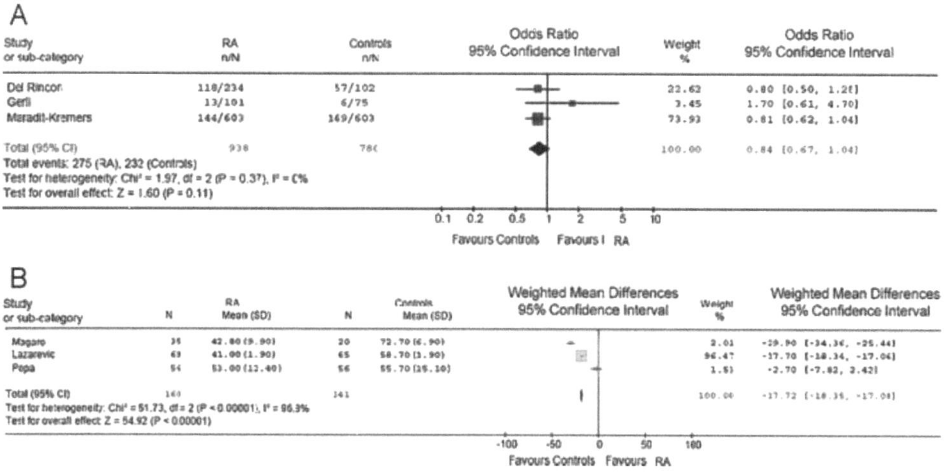

Fig. 5. A. Comparison of the prevalence of hypercholesterolemia in RA patients and controls. B. Comparison of HDL cholesterol levels in RA patients and controls.

Figure extraite de l'article

- Traditional cardiovascular risk factors in rheumatoid arthritis: A meta-analysis. Boyer JF et al. Joint Bone Spine, Volume 78, Issue 2, 2011, 179–183
  doi: 10.1016/j.jbspin.2010.07.016. Epub 2010 Sep 17.
  http://www.ncbi.nlm.nih.gov/pubmed/20851020

Enfin, ne jamais oublier que lorsque l'indicateur de l'effet est une différence (différence sur un critère de jugement quantitatif, critère biologique ou score subjectif, par exemple variation plus importante de la valeur du LDL-Cholestérol ; différence d'un critère de jugement qualitatif, par exemple la mortalité toute cause), la même représentation graphique sera centrée sur 0, et les intervalles de confiance des estimateurs (global ou par sous-groupe) seront symétriques par rapport à 0, avec une fourchette de variation de $-\infty$ à $+\infty$. C'est ce que vous pouvez observer sur le graphique du bas dans ce diagramme en forêt de méta-analyse, qui présente la différence moyenne du niveau de LDL-Cholestérol chez les sujets atteints de polyarthrite rhumatoïde (RA) et une population témoin. Dans ce cas, l'axe vertical est centré sur 0, contrairement à la figure du dessus dans lequel l'axe est centré sur 1 puisqu'il s'agit de l'estimation d'un *Odds Ratio*.

- **Les graphiques de mesures répétées** (*repeated measures plots*)

Lorsque les études portent sur un critère de jugement quantitatif, et que l'on dispose de mesures réalisées à l'inclusion puis plusieurs fois au cours de l'étude, il est assez fréquent que les résultats soient présentés sous la forme d'un graphique.

Comme pour le diagramme en forêt, il est important que les intervalles de confiance des mesures soient représentés sur la figure. Par ailleurs, la comparaison des données entre les groupes de l'étude doit être faite par un test global (sur l'ensemble des données, par exemple à travers une représentation cumulée comme une aire sous la courbe). La multiplication des comparaisons à chaque temps de mesure expose de façon classique à l'inflation du risque α, et ainsi au risque de conclure à tort à une différence entre les groupes.

La figure extraite de l'article du 2ème *practice test* ci-après (pages 195 à 215) présente les variations de mesure des échelles utilisées dans l'étude (valeurs moyennes selon les groupes à chaque temps de suivi, avec leur intervalle de confiance à 95%). Cette représentation graphique permet de rapidement identifier que l'étude n'a pas permis de mettre en évidence d'effet selon les groupes (pas d'effet des doses différentes d'acide ascorbique par rapport au placebo).

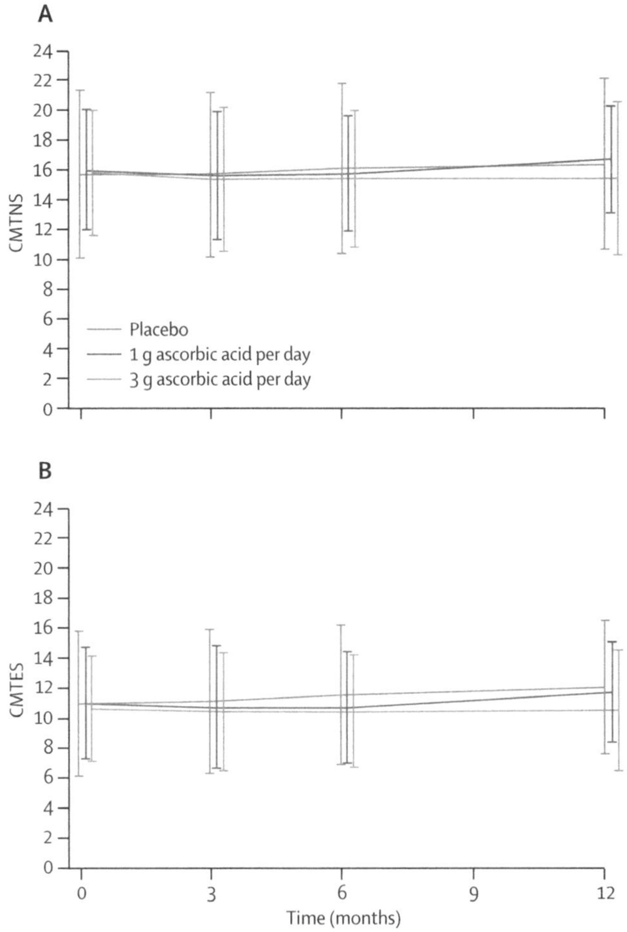

Effect of treatments on CMTNS and CMTES at baseline and at 3, 6, and 12 months.
(A) CMTNS. (B) CMTES (post-hoc analysis). Data are mean (SD).

Figure extraite de l'article

- Effect of ascorbic acid in patients with Charcot-Marie-Tooth disease type 1A: a multicentre, randomised, double-blind, placebo-controlled trial.
  Micallef J1, Attarian S, Dubourg O, Gonnaud PM, Hogrel JY, Stojkovic T, Bernard R, Jouve E, Pitel S, Vacherot F, Remec JF, Jomir L, Azabou E, Al-Moussawi M, Lefebvre MN, Attolini L, Yaici S, Tanesse D, Fontes M, Pouget J, Blin O. Lancet Neurol. 2009 Dec;8(12):1103-10. doi: 10.1016/S1474-4422(09)70260-1.
  http://www.ncbi.nlm.nih.gov/pubmed/19818690

4– Schéma récapitulatif

Vous trouverez dans le tableau de la page suivante le schéma récapitulatif des différents types d'études proposées à l'épreuve de LCA, indiquant les questions à se poser, selon les sections, ainsi que les points d'attention spécifiques à chaque champ.
Il est extrait de CEMV, Salmi L.R., eds *S'entraîner à la LCA. Médecine et chirurgie vasculaires.* Paris : Elsevier ; 2006.

Il n'est pas couvert par un copyright. Pour plus de lisibilité vous pouvez le consulter à l'adresse

http://cemv.vascular-e-learning.net/lca/5-Memo_LCA.pdf

Section	Point		Éléments particuliers selon l'objet de l'étude			
			Thérapeutique	Diagnostique	Pronostique	Étiologique
Titre	1	Reflète-t-il une question pertinente ?				
	2	Reflète-t-il une population pertinente ?				
Résumé	3	Rapporte-t-il des résultats informatifs ?	Mesures d'efficacité†	Mesures de prédiction‡		Mesures d'association§
Introduction	4	Les lacunes dans les connaissances, évoquées pour justifier la question posée, sont-elles claires et logiques ?				
	5	La justification repose-t-elle sur une revue brève et synthétique des connaissances ?				
	6	L'introduction se termine-t-elle par l'énoncé d'un objectif clair et complet ?				
	7	L'objectif reflète-t-il une question pertinente ?				
	8	L'objectif reflète-t-il une population pertinente ?				
Méthodes	9	Commencent-elles par une description de la structure générale de l'étude (schéma d'étude/design) ?	Essai randomisé (cohorte ou cas-témoins critiquables)	Comparaison avec un test de référence (gold standard)	Étude de cohorte (cas-témoins critiquables)	Étude de cohorte, cas-témoins ou transversale représentative
	10	Le schéma d'étude est-il cohérent avec la question posée ?				
	11	La population étudiée est-elle bien définie (critères d'inclusion et d'exclusion) ?	Indication pertinente	Panorama complet des malades et des non-malades	Panorama complet de la maladie ; début du suivi précis	Début du suivi précis ; maladie et facteur d'exposition
	12	Les modalités de sélection sont-elles décrites et correctes ?	Similaires pour tous les groupes, quelles que soient les caractéristiques des sujets			
	13	La répartition dans les groupes comparés est-elle décrite et correcte ?	Répartition aléatoire vraie	Définition claire des groupes comparés		
	14	Les règles éthiques sont-elles respectées ?	Déclarations réglementaires ; confidentialité ; consentement éclairé‖			
	15	Les modalités d'utilisation de l'innovation proposée sont-elles décrites et applicables ?	Traitements comparés	Description des tests évalués et de référence	Description des facteurs pronostiques et des effets prédits	
	16	Les variables importantes sont-elles clairement définies ?	Effets observés (critères de jugement)			Facteur d'exposition et survenue de la maladie
	17	Les modalités de mesure des variables principales sont-elles décrites et correctes ?	Utilisation de méthodes standard, validées (références fournies) ; procédures d'insu (effets observés ou prédits ; tests ; exposition)			
	18	Les méthodes statistiques annoncées sont-elles cohérentes avec la question et le schéma d'étude ?	Estimation de mesures d'efficacité†	Estimation de mesures de prédiction‡		Estimation de mesures d'association§
			Tests d'inférences adaptés			
	19	Les méthodes statistiques prennent-elles en compte la comparabilité des groupes ?	Comparaison des groupes à l'inclusion			Comparaison des groupes ; ajustement pour variables de confusion
	20	Les effectifs étudiés ont-ils été calculés pour pouvoir répondre à la question posée ?	Calcul en fonction d'une valeur minimale du paramètre statistique à estimer (efficacité, association) ou de sa précision (prédiction)			
Résultats	21	La population effectivement étudiée est-elle quantifiée et décrite ?	Comparaison avec les critères d'inclusion et d'exclusion			
	22	Les effectifs sont-ils identifiables et stables depuis l'inclusion jusqu'à l'analyse ?	Réelle analyse en intention de traiter	Comparaison entre effectifs calculés, éligibles, sélectionnés et étudiés		
	23	La description des variables importantes est-elle informative ?	Utilisation de graphiques complets ; indication des valeurs extrêmes, des quantiles, des écarts-types, d'effectifs par catégories			
	24	La réponse à la question principale est-elle complète et informative ?	Estimation du paramètre principal et de son intervalle de confiance ; indication de la signification statistique			
	25	La signification clinique est-elle notable ?	Efficacité importante	Bonne prédiction ; erreurs aux conséquences acceptables		Association forte
Tableaux et figures	26	Les tableaux sont-ils utilisés pour des données importantes, nombreuses et similaires ?	Description et comparaison des groupes à l'inclusion ; réponse à la question principale			
	27	Les figures sont-elles utilisées pour montrer des distributions ou des tendances importantes, ne nécessitant pas de données brutes ?	Flux des patients dans l'étude ; description des variables importantes			
	28	Sont-ils logiquement appelés dans le texte, commentés succinctement et non redondants entre eux ?				
Discussion	29	Présente-t-elle un résumé des principaux faits et des limites éventuelles, aboutissant à une conclusion justifiée par les résultats ?				
	30	Différencie-t-elle ce qui découle des résultats, ce qui relève de la littérature et ce qui est l'opinion des auteurs ?				
	31	La mise en perspective repose-t-elle sur une présentation synthétique de la littérature ?				
	32	Les recommandations faites sont-elles justifiées par les résultats et l'état des connaissances ?¶				
Références	33	Comportent-elles des documents récents ?				
	34	Comportent-elles uniquement des documents facilement accessibles ?				
	35	Chaque référence comporte-t-elle tous les éléments nécessaires à l'identification du document, selon les standards internationaux ?				

† Réduction absolue du risque, réduction relative du risque, ou nombre de patients à traiter pour obtenir un succès
‡ Sensibilité, spécificité et valeurs prédictives positive et négative
§ Risque relatif, rapport de cotes (odds ratio) ou coefficient de corrélation
‖ Seulement si intervention non prévue dans les soins habituels

Sur un petit nuage…

Pouvez-vous définir avec précision les termes suivants ?

forest plots gold standard ? #6 Biais et facteurs de confusion
#4 Critère de jugement revue de la littérature
étude expérimentale validité externe
STROBE intervention objectif échantillon
#5 Population étudiée exposition #1 Objectif structure IMRAD survival curves
CONSORT #3 Facteur étudié ECNi
lecture critique d'articles sélection
8 Synthèse justification étude diagnostique PRISMA
résultats principaux
grade HAS #2 Plan d'étude représentatif
validité interne étude observationnelle STARD
niveau de preuve #7 Résultats

Chapitre 5 : Les grilles de lecture internationales

Les multiples recommandations et bonnes pratiques de publication fournissent des grilles d'analyse standard pour la LCA. Ces recommandations ont été proposées pour offrir une *checklist* des éléments indispensables dans la présentation de résultats d'études quelle que soit leur nature, afin d'améliorer la transmission transparente et non biaisée des informations utiles pour la pratique clinique. Ce sont les grandes revues médicales qui sont à l'origine de ces recommandations, certaines exigent désormais de fournir en même temps que le manuscrit soumis pour publication la grille de lecture complétée (*publication checklist*), sous peine de rejet immédiat de l'article.

Le début de normalisation de l'écriture d'articles originaux remonte aux années 1970, avec l'utilisation généralisée de la structure IMRAD recommandée par le Comité International des Rédacteurs de Journaux Médicaux (ICMJE). Au cours des années 90, devant la multiplication des articles scientifiques, en particulier des études de type essais cliniques, il s'est avéré indispensable de fournir une grille comportant une liste de critères à renseigner, pour améliorer la qualité des études publiées. Cela a conduit à l'élaboration de grilles spécifiques, adaptées à chaque grand type d'étude, avec des extensions en nombre plus ou moins important. Les plus connues ont déjà plusieurs années d'existence, elles ont été amendées plusieurs fois et sont accessibles sur le site du réseau EQUATOR *http://www.equator-network.org/*. Dans le cadre de la lecture critique d'article, il s'agit de procéder avec méthode en utilisant ces grilles pour parcourir les études de manière efficace et systématique.

La typologie des études présentée au chapitre 1 de la partie 2 de cet ouvrage permet également de se référer aux grilles correspondant à chaque type d'étude. Les plus utilisées sont présentées ci-dessous.

1– La Grille CONSORT, pour les essais cliniques comparatifs randomisés en groupes parallèles.

La grille CONSORT (dont l'acronyme correspond à *Consolidated Standards of Reporting Trials*) fournit un outil complet pour évaluer la qualité de publication des essais randomisés. Dans un essai clinique randomisé (*Randomised controlled Trial* ou *RCT*), la répartition au hasard des participants est utilisée pour assurer mécaniquement la comparabilité des groupes en termes de sources de variabilité connues et inconnues, ou de facteurs confondants ; les différences d'efficacité ou les effets indésirables entre les groupes peuvent alors être attribués à l'effet du traitement.

Pour une nouvelle thérapie évaluée dans un essai, les principales questions sont :

⇒ Résultats : Quelles sont la précision de la mesure et l'ampleur de l'effet du traitement ?

⇒ Validité : Y a-t-il eu randomisation pour l'attribution des traitements, décompte de tous les patients, procédures en insu pour les participants et les investigateurs, similarité de traitement des groupes dès l'inclusion des participants ?

⇒ Impact : Quelle est l'applicabilité des résultats, quels sont les avantages par rapport aux coûts et aux risques ?

L'acronyme de la grille CONSORT et ses recommandations ont été profondément remaniés et stabilisés en 2010 pour préciser le périmètre des essais concernés (*CONSORT Statement 2010: updated guidelines for reporting parallel group randomised trials*).

Les mises à jour sont disponibles sur
http://www.equator-network.org/reporting-guidelines/consort/

Liste CONSORT 2010 à inclure pour rendre compte d'un essai randomisé*
http://www.equator-network.org/library/translations-of-reporting-guidelines/#French

Section/sujet	Item	DESCRIPTION
TITRE & RESUME	1a	Identification en tant qu' "essai randomisé" dans le titre
	1b	Résumé structuré du plan d'essai, méthodes, résultats et conclusions (pour une aide spécifique voir CONSORT pour Abstract)
INTRODUCTION : Contexte et objectifs	2a	Contexte scientifique et explication du bien-fondé
	2b	Objectifs spécifiques et hypothèses
MÉTHODES: Plan de l'essai	3a	Description du plan de l'essai (tel que : groupes parallèles, plan factoriel) en incluant les ratios d'allocation
	3b	Changements importants de méthode après le début de l'essai (critères d'éligibilité entre autres), en expliquer la raison
POPULATIONS : Participants	4a	Critères d'éligibilité des participants
	4b	Structures et lieux de recueil des données
Interventions	5	Interventions pour chaque groupe avec suffisamment de détails pour pouvoir reproduire l'étude, en incluant comment et quand elles ont été véritablement conduites
Critères de jugement	6a	Critères "a priori" de jugement principal et secondaires entièrement définis, en incluant comment et quand ils ont été évalués
	6b	Changement quelconque de critères de jugement après le début de l'essai, en expliquer la raison
Taille de l'échantillon	7a	Comment la taille de l'échantillon a-t-elle été déterminée ?
	7b	Quand cela est applicable, explication des analyses intermédiaires et des règles d'arrêt
RANDOMISATION Production de la séquence	8a	Méthode utilisée pour générer la séquence d'allocation par tirage au sort
	8b	Type de randomisation, en incluant les détails relatifs à une méthode de restriction (comme par ex. : par blocs, avec la taille des blocs)
RANDOMISATION Mécanisme d'assignation en insu	9	Mécanisme utilisé pour mettre en œuvre la séquence d'allocation randomisée (comme par exemple : l'utilisation d'enveloppes numérotées séquentiellement), en décrivant chaque mesure prise pour masquer l'allocation jusqu'à l'assignation des interventions.
RANDOMISATION Mise en œuvre	10	Qui a généré la séquence d'allocation, qui a enrôlé les participants et qui a assigné les participants à leurs groupes
Insu	11a	Au cas où, décrire qui a été en aveugle après l'assignation des interventions (par exemple, les participants, les administrateurs de traitement, ceux qui évaluent les résultats) et comment ont-ils été empêchés de savoir
	11b	Si approprié, description de la similitude des interventions

Méthodes statistiques	12a	Méthodes statistiques utilisées pour comparer les groupes au regard des critères de jugement principal et secondaires
	12b	Méthodes utilisées pour des analyses supplémentaires, telles que des analyses de sous-groupes ou des analyses ajustées
RESULTATS Flux des participants (un diagramme est fortement conseillé)	13a	Pour chaque groupe, le nombre de participants qui ont été assignés par tirage au sort, qui ont reçu le traitement qui leur était destiné, et qui ont été analysés pour le critère de jugement principal Pour chaque groupe, abandons et exclusions après la randomisation, en donner les raisons
Recrutement	14a	Dates définissant les périodes de recrutement et de suivi
	14b	Pourquoi l'essai a-t-il pris fin ou a été interrompu
Données initiales	15	Une table décrivant les caractéristiques initiales démographiques et cliniques de chaque groupe
Effectifs analyses	16	Nombre de participants (dénominateur) inclus dans chaque analyse en précisant si l'analyse a été faite avec les groupes d'origine
Critères de jugement et estimations	17a	Pour chaque critère de jugement principal et secondaire, donner les résultats pour chaque groupe, et la taille estimée de l'effet ainsi que sa précision (comme par ex. : intervalles de confiance à 95%)
	17b	Pour les variables binaires, une présentation de la taille de l'effet en valeurs absolues et relatives est recommandée
Analyses accessoires	18	Résultats de toute analyse supplémentaire réalisée, en incluant les analyses en sous-groupes et les analyses ajustées, et en distinguant les analyses spécifiées a priori des analyses exploratoires
Risques	19	Tous les risques importants ou effets secondaires inattendus dans chaque groupe
DISCUSSION Limitations	20	Limitations de l'essai, en tenant compte des sources de biais potentiels ou d'imprécision, et au cas où, en tenant compte de la multiplicité des analyses
"Généralisabilité"	21	"Généralisabilité" (validité externe, applicabilité) des résultats de l'essai
Interprétation	22	Interprétations/conclusions cohérentes avec les résultats, en tenant compte du ratio bénéfices/risques et de possibles autres faits pertinents
SUPPLEMENTS Enregistrement	23	Numéro d'enregistrement de l'essai en précisant le registre utilisé
Protocole	24	Où le protocole complet de l'essai peut-il être consulté, si possible
Financement	25	Sources de financement et autres ressources (par ex. : fourniture de médicaments), rôle des donateurs

* Il est instamment recommandé de lire cette liste CONSORT 2010 à l'aide du document '*CONSORT 2010 Explanation and Elaboration*' pour mieux comprendre les clarifications apportées à cette nouvelle version. Si opportun, il est aussi recommandé de lire les extensions CONSORT pour les essais en grappes randomisées (dits en *cluster*), les essais de non-infériorité et d'équivalence, les traitements non médicamenteux, les interventions à base d'herbes, les essais pragmatiques. D'autres futures extensions sont attendues. Pour ces extensions et pour des références récentes en rapport avec cette liste CONSORT 2010, consulter
http://www.consort- statement.org/consort-statement/overview0/

Traduction originale de la liste CONSORT 2010 issue de l'article
Schulz KF, Latman DG, Moher D. *CONSORT 2010 Statement: Updated Guidelines for Reporting Parallel Group Randomised Trials. PLoS Med. 2010;7(3): e1000251. doi:10.1371/journal.pmed.1000251,* et d'après la traduction originale de la liste *CONSORT 2001* par Pauline Brindel, Caroline Tournoux, Jean-Philippe Jais et Paul Landais, 2006, consultable en version interactive sur
http://eb.medecine.univ-paris5.fr/moodle/course/view.php?id=2

Revue d'Odonto-Stomatologie Février 2010 pp 32-36
Extrait de : Cannac C, Viargues P, Dot D. *L'écriture scientifique: approche et discussion. Rev Odont Stomat* 2010;39:3-75

2– La Grille STROBE, pour les études observationnelles.

La grille STROBE (dont l'acronyme correspond à *Strenghtening the Reporting of Observational studies in Epidemiology*) regroupe et distingue les principaux types d'études : Étude Cas-Témoins, Étude de cohortes, Étude Transversale.

Pour une étude étiologique (recherche de facteurs de risque d'une pathologie), les questions principales sont les suivantes :

⇒ Résultats : Quelle sont la force de l'exposition et la précision de l'estimation du risque (bornes de l'intervalle de confiance) ?

⇒ Validité : Y a-t-il des biais ? Y a-t-il similitude des groupes pour les variables autres que celles des mesures d'exposition ? Y a-t-il un suivi adéquat, une forte relation temporelle ?

⇒ Impact : Les résultats s'appliquent-ils à la population de patients ? Quelle est l'ampleur du risque et quelles sont les conséquences en termes de Santé Publique ?

Certaines interrogations sont spécifiques du type d'étude épidémiologique :

- **Les études de cohortes**

Les études de cohortes impliquent un suivi longitudinal de deux ou plusieurs groupes de sujets chez qui on va observer au cours du temps la survenue d'un ou plusieurs événements d'intérêt. Les études de cohortes prospectives ont été comparées à des expériences naturelles, puisque les résultats sont mesurés dans de grands groupes de personnes, sur de longues périodes de temps et dans le monde réel. Ces études de cohortes peuvent également être rétrospectives. Elles impliquent alors généralement d'identifier les groupes de patients et la survenue éventuelle d'événements en examinant rétrospectivement des dossiers médicaux ou des bases de données (registres de pathologies ou de décès, données de prescription de médicaments, bases de données hospitalières).

La principale préoccupation méthodologique des études de cohorte est leur forte propension aux biais de sélection et de confusion. Ces problèmes sont particulièrement importants lorsque des études de cohorte sont utilisées pour évaluer des interventions (hors du champ des *RCT*). Dans ce cas, le traitement qu'une personne reçoit est déterminé par de nombreux facteurs non contrôlés et parfois non mesurables : les préférences du patient, celles du médecin, les effets de modes, les paradigmes de traitement actuel ou des stratégies locales. Des différences importantes sont susceptibles d'exister entre les patients qui reçoivent des traitements différents. Ces différences, plutôt que le traitement lui-même, pourraient être responsables de différences observées. Bien que les facteurs de confusion potentiels puissent être pris en compte dans l'analyse, ces ajustements sont souvent plus difficiles en rétrospectif qu'en prospectif.

- **Les études cas-témoins**

Les études cas-témoins sont rétrospectives par nature (les participants sont inclus parce qu'ils ont déjà présenté l'événement, ou non). Par la suite, les données sont collectées sur l'ensemble des facteurs qui peuvent influencer la survenue de ce trait pathologique, et les expositions sont comparées à celles d'un groupe de personnes non atteintes. Les études cas-témoins sont idéales pour l'étude des facteurs de risque rare, car en prospectif il faudrait recruter une cohorte de très grande taille.

La difficulté méthodologique majeure des études cas-témoins réside dans la sélection des témoins et le « biais de mémorisation » (l'interprétation subjective du patient de ce qui a causé « sa » maladie peut altérer le rappel de certains événements ou expériences). Les témoins doivent idéalement être représentatifs de la population dont sont issus les cas, la seule différence entre les témoins et les cas devant être l'absence de la maladie concernée chez ces témoins.

Bien que des mesures objectives des facteurs étiologiques soient préférables, les études cas-témoins s'appuient souvent sur les participants pour le recueil des données. Il est possible que les patients se souviennent mieux que les témoins de certains événements ou expériences relatifs à la maladie, ce qui entraînerait un biais d'information entre témoins et patients (exposés et non-exposés), lié à leur mémorisation différentielle. Le développement de recueil d'information de façon indépendante à partir, par exemple, de bases de données existantes permet de minimiser ce biais d'information.

- **Les études transversales**

Ces études épidémiologiques observationnelles sont une photographie instantanée d'un groupe de patients. Les recommandations présentées ci-dessus pour les études cas-témoins et les études de cohortes s'appliquent aux études transversales, mais les investigateurs ne disposent que d'une vision « à un instant » des données.

La grille STROBE, pour les études observationnelles en épidémiologie est disponible sur le site *http://strobe-statement.org/index.php?id=available-checklists*

STROBE Statement
Checklist of items that should be included in reports of observational studies

	Item	Recommendation
Title and abstract	1	(*a*) Indicate the study's design with a commonly used term in the title or the abstract (*b*) Provide in the abstract an informative and balanced summary of what was done and what was found
Introduction		
Background/rational	2	Explain the scientific background and rationale for the investigation being reported
Objectives	3	State specific objectives, including any prespecified hypotheses
Methods		
Study design	4	Present key elements of study design early in the paper
Setting	5	Describe the setting, locations, and relevant dates, including periods of recruitment, exposure, follow-up, and data collection
Participants	6	(*a*) *Cohort study*—Give the eligibility criteria, and the sources and methods of selection of participants. Describe methods of follow-up *Case-control study*—Give the eligibility criteria, and the sources and methods of case ascertainment and control selection. Give the rationale for the choice of cases and controls *Cross-sectional study*—Give the eligibility criteria, and the sources and methods of selection of participants (*b*) *Cohort study*—For matched studies, give matching criteria and number of exposed and unexposed *Case-control study*—For matched studies, give matching criteria and the number of controls per case
Variables	7	Clearly define all outcomes, exposures, predictors, potential confounders, and effect modifiers. Give diagnostic criteria, if applicable
Data sources/ measurement	8*	For each variable of interest, give sources of data and details of methods of assessment (measurement). Describe comparability of assessment methods if there is more than one group
Bias	9	Describe any efforts to address potential sources of bias
Study size	10	Explain how the study size was arrived at
Quantitative variable	11	Explain how quantitative variables were handled in the analyses. If applicable, describe which groupings were chosen and why
Statistical methods	12	(*a*) Describe all statistical methods, including those used to control for confounding (*b*) Describe any methods used to examine subgroups and interactions (*c*) Explain how missing data were addressed (*d*) *Cohort study*—If applicable, explain how loss to follow-up was addressed *Case-control study*—If applicable, explain how matching of cases and controls was addressed *Cross-sectional study*—If applicable, describe analytical methods taking account of sampling strategy (*e*) Describe any sensitivity analyses

Results		
Participants	13*	(a) Report numbers of individuals at each stage of study—e.g. numbers potentially eligible, examined for eligibility, confirmed eligible, included in the study, completing follow-up, and analysed (b) Give reasons for non-participation at each stage (c) Consider use of a flow diagram
Descriptive data	14*	(a) Give characteristics of study participants (e.g. demographic, clinical, social) and information on exposures and potential confounders (b) Indicate number of participants with missing data for each variable of interest (c) *Cohort study*—Summarise follow-up time (e.g. average and total amount)
Outcome data	15*	*Cohort study*—Report numbers of outcome events or summary measures over time
		Case-control study—Report numbers in each exposure category, or summary measures of exposure *Cross-sectional study*—Report numbers of outcome events or summary measures
Main results	16	(*a*) Give unadjusted estimates and, if applicable, confounder-adjusted estimates and their precision (e.g., 95% confidence interval). Make clear which confounders were adjusted for and why they were included (*b*) Report category boundaries when continuous variables were categorized (*c*) If relevant, consider translating estimates of relative risk into absolute risk for a meaningful time period
Other analyses	17	Report other analyses done—e.g., analyses of subgroups and interactions, and sensitivity analyses
Discussion		
Key results	18	Summarise key results with reference to study objectives
Limitations	19	Discuss limitations of the study, taking into account sources of potential bias or imprecision. Discuss both direction and magnitude of any potential bias
Interpretation	20	Give a cautious overall interpretation of results considering objectives, limitations, multiplicity of analyses, results from similar studies, and other relevant evidence
Generalisability	21	Discuss the generalisability (external validity) of the study results
Other information		
Funding	22	Give the source of funding and the role of the funders for the present study and, if applicable, for the original study on which the present article is based

*Give information separately for cases and controls in case-control studies and, if applicable, for exposed and unexposed groups in cohort and cross-sectional studies.

La traduction française reproduite ci-après des lignes directrices STROBE pour l'écriture et la lecture des études observationnelles est accessible à l'adresse *http://www.sciencedirect.com/science/article/pii/S1779012314004306*

Traduction française originale de la liste de contrôle STROBE

Publiée dans *Kinésithérapie, la Revue*, Volume 15, Issue 157, January 2015, Pages 34–38

	Item	Recommandation
Titre et résumé	1	(a) Indiquer dans le titre ou dans le résumé le type d'étude réalisée en termes couramment utilisés
		(b) Fournir dans le résumé une information synthétique et objective sur ce qui a été fait et ce qui a été trouvé
Introduction		
Contexte/justificatio n	2	Expliquer le contexte scientifique et la légitimité de l'étude en question
Objectifs	3	Citer les objectifs spécifiques, y compris toutes les hypothèses *a priori*
Méthodes		
Conception de l'étude	4	Présenter les éléments clés de la conception de l'étude en tout début de document
Contexte	5	Décrire le contexte, les lieux et les dates pertinentes, y compris les périodes de recrutement, d'exposition, de suivi et de recueil de données
Population	6	(a) *Étude de cohorte* – Indiquer les critères d'éligibilité, et les sources et méthodes de sélection des sujets. Décrire les méthodes de suivi *Étude cas-témoin* – Indiquer les critères d'éligibilité, et les sources et méthodes pour identifier les cas et sélectionner les témoins. Justifier le choix des cas et des témoins *Étude transversale* – Indiquer les critères d'éligibilité et les sources et méthodes de sélection des participants
		(b) *Étude de cohorte* – Pour les études appariées, indiquer les critères d'appariement et le nombre de sujets exposés et non exposés *Étude cas-témoin* – Pour les études appariées, indiquer les critères d'appariement et le nombre de témoins par cas
Variables	7	Définir clairement tous les critères de résultats, les expositions, les facteurs de prédiction, les facteurs de confusion potentiels, et les facteurs d'influence. Indiquer les critères diagnostiques, le cas échéant
Sources de données/mesures	8*	Pour chaque variable d'intérêt, indiquer les sources de données et les détails des méthodes d'évaluation (mesures). Décrire la comparabilité des méthodes d'évaluation s'il y a plus d'un groupe
Biais	9	Décrire toutes les mesures prises pour éviter les sources potentielles de biais
Taille de l'étude	10	Expliquer comment a été déterminé le nombre de sujets à inclure
Variables quantitatives	11	Expliquer comment les variables quantitatives ont été traitées dans les analyses. Le cas échéant, décrire quels regroupements ont été effectués et pourquoi
Analyses statistiques	12	(a) Décrire toutes les analyses statistiques, y compris celles utilisées pour contrôler les facteurs de confusion
		(b) Décrire toutes les méthodes utilisées pour examiner les sous-groupes et les interactions
		(c) Expliquer comment les données manquantes ont été traitées
		(d) *Étude de cohorte* – Le cas échéant, expliquer comment les perdus de vue ont été traités *Étude cas-témoin* – Le cas échéant, expliquer comment l'appariement des cas et des témoins a été réalisé *Étude transversale* – Le cas échéant, décrire les méthodes d'analyse qui tiennent compte de la stratégie d'échantillonnage
		(e) Décrire toutes les analyses de sensibilité

Résultats		
Population	13*	(a) Rapporter le nombre d'individus à chaque étape de l'étude – par exemple : potentiellement éligibles, examinés pour l'éligibilité, confirmés éligibles, inclus dans l'étude, complètement suivis, et analysés
		(b) Indiquer les raisons de non-participation à chaque étape
		(c) Envisager l'utilisation d'un diagramme de flux
Données descriptives	14*	(a) Indiquer les caractéristiques de la population étudiée (par exemple : démographiques, cliniques, sociales) et les informations sur les expositions et les facteurs de confusion potentiels
		(b) Indiquer le nombre de sujets inclus avec des données manquantes pour chaque variable d'intérêt
		(c) *Étude de cohorte* – Résumer la période de suivi (par exemple : nombre moyen et total)
Données obtenues	15*	*Étude de cohorte* – Rapporter le nombre d'évènements survenus ou les indicateurs mesurés au cours du temps
		Étude cas-témoin – Reporter le nombre de sujets pour chaque catégorie d'exposition, ou les indicateurs du niveau d'exposition mesurés
		Étude transversale – Reporter le nombre d'évènements survenus ou les indicateurs mesurés
Principaux résultats	16	(a) Indiquer les estimations non ajustées et, le cas échéant, les estimations après ajustement sur les facteurs de confusion avec leur précision (par exemple : intervalle de confiance de 95 %). Expliciter quels facteurs de confusion ont été pris en compte et pourquoi ils ont été inclus
		(b) Indiquer les valeurs bornes des intervalles lorsque les variables continues ont été catégorisées
		(c) Selon les situations, traduire les estimations de risque relatif en risque absolu sur une période de temps (cliniquement) interprétable
Autres analyses	17	Mentionner les autres analyses réalisées–par exemple : analyses de sous-groupes, recherche d'interactions, et analyses de sensibilité
Discussion		
Résultats clés	18	Résumer les principaux résultats en se référant aux objectifs de l'étude
Limitations	19	Discuter les limites de l'étude, en tenant compte des sources de biais potentiels ou d'imprécisions. Discuter du sens et de l'importance de tout biais potentiel
Interprétation	20	Donner une interprétation générale prudente des résultats compte tenu des objectifs, des limites de l'étude, de la multiplicité des analyses, des résultats d'études similaires, et de tout autre élément pertinent
« Généralisabilité »	21	Discuter la « généralisabilité » (validité externe) des résultats de l'étude
Autre information		
Financement	22	Indiquer la source de financement et le rôle des financeurs pour l'étude rapportée, le cas échéant, pour l'étude originale sur laquelle s'appuie l'article présenté

*Indiquer l'information séparément pour les cas et les témoins dans les études cas-témoins et, le cas échéant, pour les groupes exposés et non-exposés dans les études de cohorte et les études transversales.

Remarque : Un article d'élaboration et d'explication traite chaque item de la liste de contrôle et indique le cadre méthodologique de référence accompagné d'exemples publiés dont la rédaction est claire. La liste de contrôle STROBE s'utilise mieux à l'aide de cet article (disponible gratuitement sur les sites Web de PLoS Medicine - *http://www.plosmedicine.org/*, Annals of Internal Medicine - *http://www.annals.org/*, et Epidemiology – *http://www.epidem.com/*).

3– La Grille STARD, pour les études diagnostiques.

La grille STARD (dont l'acronyme correspond à *Standards for Reporting of Diagnosic Accuracy*) a été développée pour les études à visée diagnostique. En fait, les études envisagées par la grille peuvent avoir une visée diagnostique, de dépistage ou plus généralement une revendication prédictive, et ont pour objet de classer des sujets. Ce classement s'effectue toujours par rapport à une norme existante. Il convient de s'interroger sur la facilité d'utilisation de la technique ou de la procédure ainsi que sa reproductibilité.

La principale difficulté est de distinguer la performance intrinsèque de la technique ou du prédicteur de sa valeur prédictive en situation clinique.

Pour un nouveau test diagnostique, de dépistage ou de prédiction, les principaux problèmes sont les suivants :

⇒ Résultats des tests : La présentation des propriétés de sensibilité et spécificité ou leur équivalent et la courbe caractéristique de la valeur informative du trait prédictif utilisé (courbe ROC), précision de la probabilité de diagnostic/dépistage/prédiction (intervalle de confiance)

⇒ Validité : L'étude doit être effectuée en insu, par comparaison indépendante avec une norme acceptée ou critère de référence (*gold standard*). Il est nécessaire de vérifier que le critère a été appliqué à un spectre large de patients, de s'assurer de l'innocuité du test, et enfin de s'interroger sur la facilité de réplication du test. La validité du test est sous-tendue par la réalisation de l'étude sur un échantillon représentatif, avec un suivi suffisant et l'utilisation de critères de jugement objectifs. Pour une étude prédictive, il convient de s'assurer que les facteurs de prédiction ont été validés sur un échantillon indépendant.

⇒ Impact : Facilité d'utilisation pour le patient, effet sur la prise en charge clinique du patient, effet sur les soins aux patients.

La grille STARD

http://www.equator-network.org/reporting-guidelines/stard/

Section & Topic	#	Item
Title Or Abstract		
	1	Identification as a study of diagnostic accuracy using at least one measure of accuracy (such as sensitivity, specificity, predictive values, or AUC)
Abstract		
	2	Structured summary of study design, methods, results, and conclusions (for specific guidance, see STARD for Abstracts)
Introduction		
	3	Scientific and clinical background, including the intended use and clinical role of the index test
	4	Study objectives and hypotheses
Methods		
Study Design	5	Whether data collection was planned before the index test and reference standard were performed (prospective study) or after (retrospective study)
Participants	6	Eligibility criteria
	7	On what basis potentially eligible participants were identified (such as symptoms, results from previous tests, inclusion in registry)
	8	Where and when potentially eligible participants were identified (setting, location and dates)
	9	Whether participants formed a consecutive, random or convenience series
Test Methods	10a	Index test, in sufficient detail to allow replication
	10b	Reference standard, in sufficient detail to allow replication
	11	Rationale for choosing the reference standard (if alternatives exist)
	12a	Definition of and rationale for test positivity cut-offs or result categories of the index test, distinguishing pre-specified from exploratory
	12b	Definition of and rationale for test positivity cut-offs or result categories of the reference standard, distinguishing pre-specified from exploratory
	13a	Whether clinical information and reference standard results were available to the performers/readers of the index test
	13b	Whether clinical information and index test results were available to the assessors of the reference standard
Analysis	14	Methods for estimating or comparing measures of diagnostic accuracy
	15	How indeterminate index test or reference standard results were handled
	16	How missing data on the index test and reference standard were handled
	17	Any analyses of variability in diagnostic accuracy, distinguishing pre-specified from exploratory
	18	Intended sample size and how it was determined

Results		
Participants	19	Flow of participants, using a diagram
	20	Baseline demographic and clinical characteristics of participants
	21a	Distribution of severity of disease in those with the target condition
	21b	Distribution of alternative diagnoses in those without the target condition
	22	Time interval and any clinical interventions between index test and reference standard
Test Results	23	Cross tabulation of the index test results (or their distribution) by the results of the reference standard
	24	Estimates of diagnostic accuracy and their precision (such as 95% confidence intervals)
	25	Any adverse events from performing the index test or the reference standard
Discussion		
	26	Study limitations, including sources of potential bias, statistical uncertainty, and generalisability
	27	Implications for practice, including the intended use and clinical role of the index test
Other Information		
	28	Registration number and name of registry
	29	Where the full study protocol can be accessed
	30	Sources of funding and other support; role of funders

LES 25 ITEMS DE L'INITIATIVE STARD

Traduction parue dans l'article

Comment lire un article rapportant l'évaluation d'un test diagnostique ?

Revue *Médecine*, Volume 4, numéro 2, Février 2008

http://www.jle.com/fr/revues/med/e-docs/comment_lire_un_article_rapportant_l_evaluation_d_un_test_diagnostique__277040/article.phtml?tab=texte

http://www.jle.com/download/med-277040-comment_lire_un_article_rapportant_l_evaluation_d_un_test_diagnostique_--V0ret38AAQEAADjIDnsAAAAD-a.pdf

Section de l'article	Items #	Recommandations
Titre, abstract mots-clefs	1	Titre, abstract, mots-clefs, doivent permettre d'identifier l'article comme une étude de test diagnostique.
Introduction	2	L'introduction fait le point sur les connaissances préalables à l'étude et sur les objectifs de l'étude.
La population	3-6	3. Les critères d'inclusion et d'exclusion, les lieux de réalisation de l'étude sont définis 4. Le recrutement des patients est explicité : est-il basé sur les symptômes présentés, sur les résultats de tests antérieurs ou sur les résultats avec le test considéré comme la référence ? 5. L'échantillonnage des patients est décrit (en particulier s'agit-il d'une série consécutive de patients ?) 6. Il est précisé s'il s'agit d'une étude prospective ou rétrospective.
Le test	7-11	7. Y a-t-il une description du test de référence et de son rationnel en tant qu'étalon ? 8. Les spécifications techniques (matériels et méthodes, date de réalisation) du test sont-elles précisées, ainsi que les références justifiant le choix de l'étalon-or ? 9. Les choix des unités, des normes ou des catégories de résultats sont-ils justifiés, à la fois pour le test étudié et pour le test de référence ? 10. Le nombre et l'expérience des personnes réalisant et/ou interprétant le test étudié et le test de référence sont-ils précisés ? 11. Les personnes interprétant les tests étaient-elles « en aveugle », c'est-à-dire interprétaient-elles le test de référence sans connaître les résultats du test étudié, et vice versa ? Les informations cliniques dont disposaient les personnes interprétant le test sont-elles développées ?
Étude statistique	12-13	12. Les méthodes statistiques utilisées pour calculer et comparer les caractéristiques des 2 tests sont développées, ainsi que les méthodes utilisées pour quantifier la précision (intervalles de confiance par exemple) 13. S'ils sont réalisés, les tests statistiques pour étudier la reproductibilité du test diagnostique sont-ils décrits ?
Résultats pour la population	14-16	14. Les conditions générales de réalisation (date de début et de fin de recrutement notamment) de l'étude sont décrites. 15. Les caractéristiques cliniques et démographiques (et notamment âge, sexe, présentation clinique, comorbidités, traitements en cours et origine du recrutement) sont développées. 16. Le nombre de personnes recrutées satisfaisant aux critères d'inclusion et le nombre de personnes recrutées ayant réalisé le test étudié, le test étudié et le test de référence et seulement le test de référence doivent être précisés (cet item peut être présenté sous forme de tableau, justifiant pourquoi des participants n'ont pas reçu à la fois le test étudié et le test de référence).

Performance du test (Résultats)	17-20	17. Quel est le délai entre la réalisation du test étudié et le test de référence ? Dans l'intervalle, les participants ne doivent pas avoir reçu de traitement. 18. La distribution des différents stades de gravité de la maladie et les autres diagnostics doivent être précises en fonction des résultats du test. 19. Les résultats du test étudié (incluant les résultats indéterminés et les résultats manquants) doivent être rapportés dans un tableau comparatif avec les résultats du test de référence ; s'il s'agit de données continues, la distribution du test étudié d'une part et celle du test de référence d'autre part doivent être développées. 20. Les effets indésirables survenus au cours de la réalisation des deux tests doivent être rapportés.
Estimations	21-24	21. Les résultats des indices de précision du test étudié, ainsi que la précision des résultats (intervalle de confiance par exemple) doivent être indiqués. 22. L'utilisation pour l'interprétation des résultats finaux des résultats indéterminés et des sorties d'étude doit être précisée. 23. L'estimation de la variabilité des résultats entre les personnes interprétant le test, entre les différents centres ou en fonction de sous-groupes de patients doit être précisée (si elle a été évaluée). 24. L'estimation de la reproductibilité du test doit être précisée (si elle a été évaluée).
Discussion	25	La pertinence clinique et l'applicabilité en pratique clinique des résultats de l'étude doivent être discutées.

4– La Grille QUORUM, pour les méta-analyses et analyses systématiques de la littérature.

La recommandation historique QUOROM (*Quality of Reporting of Meta-Analyses- Mother et al lancet 1999*) a fourni un cadre global pour les évaluations de la qualité de la publication dans les méta-analyses et analyses systématiques de la littérature. Dans son sillon, il existe aussi des outils d'évaluation, tels que l'AMSTAR Shea, B.J., et al. (2007). Le *BMC Medical Research Methodology,* avec ses 11 items, a été développé pour l'évaluation des revues systématiques :

1. une conception a priori
2. une sélection d'études et une extraction de données en double
3. une recherche documentaire exhaustive
4. l'utilisation de l'état de publication comme critère d'inclusion
5. une liste d'études incluses ou exclues
6. les caractéristiques des études incluses
7. l'évaluation documentée de la qualité scientifique des études incluses
8. l'utilisation appropriée de la qualité scientifique lorsqu'il s'agit de formuler des conclusions
9. l'utilisation appropriée de méthodes pour combiner les résultats des études
10. l'évaluation de la probabilité de biais de publication
11. la documentation du conflit d'intérêt

Pour les méta-analyses et revues systématiques de la littérature pour lesquels QUOROM a pris le nom de PRISMA (*Preferred Reporting Items of Systematic reviews and Meta-Analyses)*, se référer au site *http://www.prisma-statement.org/.* Comme nous l'avons souligné, les méta-analyses ne se limitent pas aux seuls essais cliniques et l'on pourra se reporter, par exemple, à la grille MOOSE (*Meta-Analysis Of Observational Studies in Epidemiology*) pour des enquêtes épidémiologiques (Stroup DF, et al. JAMA. 2000). La déclaration QUOROM et ses déclinaisons sont utiles de manière générale pour tous les lecteurs désireux de tirer rapidement les conclusions de ce genre d'études et effectuer une évaluation rapide de ces types d'articles.

Pour ces approches systématiques de la littérature scientifique, les principaux problèmes sont les suivants :

⇒ Résultats : L'approche systématique doit être suffisamment documentée pour être reproductible. Les dates de la recherche sont à préciser ainsi que la logique qui tend à rendre exhaustive la recherche. La grille PRISMA (ainsi que MOOSE) insiste sur la présentation du *flow chart* de sélection et d'inclusion des études.

⇒ Validité : Les inclusions/exclusions d'études doivent être justifiées et présentées sous forme d'un *flow chart.* Les sources d'hétérogénéité, souvent mises en évidence par l'examen visuel du *forest plot*, doivent être examinées. La qualité des études est analysée et éventuellement présentée sous forme de score ou d'échelle adaptée aux types d'études.

⇒ Impact : L'utilisation de méthodes statistiques permet-elle de présenter une synthèse quantifiée des résultats sous la forme d'un effet global et d'une mesure d'hétérogénéité ?

D'autres recommandations pourront trouver leur utilité pour nos lecteurs désireux de publier ou lire de manière critique d'autres types de littérature scientifique. Citons notamment, en ce qui concerne les publications de cas, la grille CARE (CA pour *CAse* – RE pour *REport* c'est à dire la publication d'un cas ou d'une série de cas) à l'adresse *http://www.care-statement.org/care-checklist.html,* qui propose une traduction en plusieurs langues, dont le français.

Pour prendre connaissance des mises à jour existant pour de nombreux types d'études, dans divers champs spécialisés et dans plusieurs langues, toujours se référer au site *http://www.equator-network.org/.*

Sur un petit nuage…

Vous souvenez-vous de ce qui se cache derrière ces termes ?

MOOSE
essais contrôlés
STROBE résultats
IMRAD CARE ACPS
grilles de lecture internationales
checklist CONSORT PRISMA
AMSTAR RCT validité EQUATOR
impact STARD QUORUM
essais thérapeutiques
essais randomisés

Chapitre 6 : Glossaire méthodologique

Pour la traduction en français des termes, se reporter au vocabulaire de biostatistique et recherche clinique, pages 72 à 75.

Adherence, Compliance	Capacité des sujets à effectivement prendre leur traitement ou à suivre le protocole qui leur est proposé.
Aggregated Data	Données disponibles sous la seule forme de présentation synthétique par opposition aux données individuelles.
Adjustment	Méthodes statistiques consistant à prendre en compte un facteur de confusion dans l'analyse.
Alpha risk	Risque de rejet de H0 à tort.
Ascertainement	Biais dans la mesure ou dans la catégorisation de la maladie ou d'un facteur de risque.
Attack (rate)	Incidence cumulée d'une maladie, décompte depuis le début d'un épisode épidémique.
Attack	Épisode de manifestations aigues de symptômes cliniques.
Bias	Erreur à caractère systématique affectant l'échantillonnage ou l'enregistrement des caractéristiques des sujets.
Beta (risk)	Risque de non rejet de H0 à tort.
Carry-over (effect)	Effet de prolongation de l'action d'un médicament après la durée réelle du traitement.
Case	Sujets atteints répondant à l'ensemble des critères d'inclusion définis par le protocole de l'étude.
Censored	Sujet censuré, exclu d'une étude de survie soit qu'il ait été perdu de vue soit qu'il ait été exclu vivant.
Confounding	Tiers facteur interagissant dans la relation entre la maladie et le facteur d'exposition.
Cohort	Ensemble de sujets étudiés ensemble au cours du temps de manière à voir apparaître et enregistrer événements, et expositions.
Cumulative (rate)	Méthode d'un calcul d'un taux (comme l'incidence) où l'on fait la somme des événements (comme des nouveaux cas) pour un période de temps donné.
Committee for Human Research (CHR)	Autorité institutionnelle externe et indépendante des investigateurs se prononçant sur la validité du protocole de recherche mise en œuvre.

(Informed) Consent	Procédure d'information des sujets participants à une recherche pour les informer autant que possible et s'assurer de respect de leurs droits.
Dose-effect (relation)	Relation de proportionnalité entre la dose d'un médicament ou l'intensité d'un facteur d'exposition avec l'efficacité du traitement ou l'incidence de la maladie.
Departure (from protocol)	Enregistrement d'un non-respect des procédures de suivi ou de traitement mis en place dans une enquête ou un essai.
Efficacy (vaccine /Test)	Fraction préventive chez les sujets vaccinés, Pourcentage de bien classés dans un test.
Eligibility	Ensemble de critères qualifiant un sujet pour la participation à un protocole de recherche.
Estimation	Situation où les mesures sont effectuées sur un échantillon dont les caractéristiques reflètent celles de la population dont il est issu.
Equivalence	Démonstration que deux traitements ont des effets équivalents – ce type d'étude requiert l'emploi de méthodes statistiques particulières.
Event	Situation d'un sujet enregistré au cours d'un essai ou d'une enquête (guérison, modification de l'état du malade, rechute décès, événements secondaires).
Exclusion (criteria)	Ensemble de critères négatifs invalidant la participation d'un sujet à une étude.
Exposure	Le fait d'être soumis à un facteur pouvant influencer la survenue de la maladie ou sa guérison.
Exposure odds	Le rapport entre le nombre d'exposés sur le nombre de non-exposés (chez les cas ou chez les témoins).
Fraction (prevented)	Proportion des cas que permet d'éviter un facteur protecteur ou une action de prévention (Vaccin par exemple).
Fraction (etiologic)	Proportion de cas attribuables à un facteur de risque.
Factor	Tierce caractéristique des sujets d'un essai ou d'une enquête modifiant l'analyse (facteur de confusion) ou la survenue de la maladie (de risque, de protection, d'exposition, de pronostic).
Gold Standard (test)	Test diagnostic ou mesure qui sert de référence pour établir la véracité d'un fait ou la mesure d'une grandeur.
Graph	Représentation visuelle des données.
Group	Sous-ensemble des sujets d'un essai ou d'une enquête qui ont en commun une allocation de traitement ou l'application d'un protocole de suivi.
Hypothesis – Null/Alternate (H0/H1)	Postulat sur le comportement des observations constituant un préalable requis pour la construction d'un test statistique où il s'oppose à l'hypothèse alternative. En fonction du type risque consenti, elle peut-être unilatérale ou bilatérale, et conservative ou non en fonction du type de test respectivement de différence ou d'équivalence.

Iatrogenic effect	Effet corollaire aux soins prodigués au malade, qualifie une maladie dont la survenue est induite par l'action thérapeutique.
Incidence rate	Mesure de l'apparition de nouveaux cas, rapportée à une période donnée de survie.
Intention to treat ITT	Méthode d'analyse qui consiste à retenir dans l'analyse l'allocation initiale des traitements (plutôt que le traitement effectif reçu ou pris par les sujets).
Intermediate analysis	Analyse prévue dans le protocole effectuée avant la fin de l'inclusion de l'étude, elle impacte la puissance de l'étude et ses risques de conclusions à tort.
Inclusion criteria	Ensemble de critères positifs validant la participation d'un sujet à une étude.
Internal Review Board (IRS)	Comité indépendant des investigateurs se prononçant sur le caractère éthique et la validité scientifique du projet.
Interval (confidence)	Intervalle associé à l'estimation d'un paramètre dans un échantillon et au sein duquel on a X% (le plus souvent 95%) de chances de trouver la valeur vraie en population.
Interquartile (range)	Intervalle entre les bornes duquel 50% des observations se situent.
Log-rank test	Test permettant de comparer statistiquement deux courbes de survies.
Lethality	Indicateur de gravité de la maladie correspondant à la proportion de décès chez les atteints.
Liaison	Corrélation statistique entre deux facteurs ou grandeurs mesurées.
Linear model, linear regression	Équation(s) dont les paramètres assimilent le phénomène observé à une loi mathématique pour estimer, prédire, comparer.
Loss/Lost to follow-up	Patient dont le suivi au cours de la période d'étude est incomplet ou interrompu conduisant à une mesure partielle des variables et critères de jugement.
Matched (groups)	Procédure de sélection des sujets deux ou plus groupes de sorte que chaque individu soit relié à d'autres par des caractéristiques communes.
Matching	Méthode de sélection des sujets à apparier comprenant la définition de la flexibilité de la relation entre les sujets.
Memorization bias	Biais propre au recueil des données dans une enquête rétrospective mettant à contribution les sujets – la distorsion est introduite par un meilleur recueil chez les cas que chez les témoins.
Mortality	Mesure de la fréquence des décès.
Morbidity	Mesure de la fréquence des traits pathologiques.
Mean	Indicateur statistique de la tendance centrale d'une grandeur mesurée.
Median	Valeur d'une grandeur indiquant la position centrale des données en partageant l'échantillon en deux groupes d'effectifs égaux.

Mode	Valeur ou caractéristique d'une catégorie la plus fréquemment rencontrée chez les sujets.
Multicentric	Qualificatif d'une étude ou d'un essai qui se déroule dans plusieurs centres.
Maximum Bias	Postulats extrêmes sur les biais possibles émis dans l'analyse des données pour évaluer la robustesse des résultats.
Nocebo (effect)	Effet négatif associé à la participation à un essai clinique ou à la prise d'un médicament sans lien physico-chimique avec la molécule.
Nosocomial	Effet corollaire aux activités de soins prodigués dans un établissement de soins, qualifie les maladies induites par la fréquentation d'un établissement de soins.
Normal distribution	Distribution d'une grandeur correspondant la loi mathématique dite « de Gauss » dont la forme dite « en cloche » caractérise la répartition des observations.
Number of subject	Justification du nombre de sujets nécessaires calculée a priori de manière à atteindre les objectifs de l'étude.
Occurrence	Survenue d'une maladie, d'un effet secondaire, d'une comorbidité ou d'une guérison durant l'étude.
Odds	Rapport entre la probabilité de survenue d'un événement ou d'une exposition (p) et celle de non-survenue (1-p).
Open label (trial)	Essai clinique où la procédure est connue du participant et de l'investigateur, par opposition aux essais en insu.
Placebo (effect)	Effet positif associé à la participation à un essai clinique ou à la prise d'un médicament sans lien physico-chimique avec la molécule.
Population (target)	Ensemble des sujets sur lesquels porte la conclusion de l'étude.
p-value (p)	Conclusion d'un test statistique permettant de mesurer la probabilité que la différence observée soit due au hasard.
Precision (estimate/measure)	Description de fluctuations aléatoires autour de l'estimation d'un paramètre ou d'une mesure.
Prevalence	Fréquence de la maladie dans une population à un moment donné.
Prevention	Ensemble de mesures ayant pour but de prévenir l'apparition et donc l'incidence de la maladie (prévention primaire), le nombre de malades, en réduisant la durée de morbidité et donc la prévalence (prévention secondaire) ou les conséquences de la maladie (prévention tertiaire).
Protocol	Description écrite et exhaustive d'une étude incluant objectifs, moyens et méthodes.
Power	Probabilité de conclure à l'existence d'une différence ou d'un effet si elle existe dans la population étudiée.
Prospective	Qualificatif d'une étude dont le suivi démarre avant l'enregistrement des facteurs de jugement ou d'exposition.

Randomisation	Procédure aléatoire de tirage au sort permettant d'assurer la comparabilité absolue entre bras traité et non-traité d'un essai.
Randomised Controlled Trial(RCT)	Essai clinique opposant un groupe témoin et un groupe de sujets traités dont la comparabilité est assurée par l'allocation des traitements au hasard.
Relative Risk	Mesure multiplicative de l'effet d'un facteur d'exposition sur le trait pathologique étudié.
Representativeness	Fidélité des caractéristiques d'un échantillon par rapport à la population dont il est issu assuré par la sélection aléatoire des sujets participant.
Retrospective	Qualifie une étude dont l'enregistrement des facteurs d'exposition est antérieur à l'étude.
Sampling	Procédure de sélection aléatoire des sujets participant à l'étude.
Screening	Identification des cas à un stade pré-symptomatique.
Selection bias	Introduction d'une distorsion entre l'échantillon et la population cible.
Stratified Analysis, Stratification	Analyse ou réitération d'une analyse dans un sous-groupe de sujets particuliers.
Significant	Le plus souvent se référant à la significativité statistique (plus rarement clinique).
Sensitivity	Capacité intrinsèque d'un test à détecter les malades.
Sampling (rate)	Proportion de la population cible effectivement observe dans un échantillonnage.
Standardisation	Procure de pris en compte d'un facteur de confusion souvent démographique pour effectuer la comparaison de plusieurs groupes.
Specificity	Capacité d'un test à détecter les non-malades.
Survival	Analyse de délai de survenue d'un événement, dont les décès.
Test (biological assay)	Examen d'une grandeur biologico-clinique ou caractéristique d'intérêt médical.
Test (statistical procedure)	Procédure de modélisation statistique permettant d'appréhender l'effet des fluctuations d'échantillonnage.
Transversal (cross sectional)	Qualificatif d'une étude recueillant ses données sur une période courte permettant d'obtenir une description d'un phénomène à un moment donné.
Unblind	Décision des investigateurs de révéler la nature de l'exposition.
(Protocol) Violation	Enregistrement d'un non-respect des procédures de suivi ou de traitement mis en place dans une enquête ou un essai.
Validity	Capacité d'un test à apporter la réponse à la question posée.
Variance	Paramètre décrivant la dispersion d'une distribution.
Vehicle (infection)	Moyen de propagation du vecteur pathogène d'une épidémie.

Sur un petit nuage...

Pouvez-vous définir avec précision les termes ci-dessous ?

Placebo (effect) Fraction (prevented) Intention to treat ITT
Unblind Incidence rate (Informed) Consent Maximum Bias
Internal Review Estimation Confounding Liaison
Relative Risk Fraction (etiologic) Attack Cohort Gold Standard (test)
Exclusion (criteria)
Morbidity Exposure Censored Beta (risk) Alpha risk Lethality
Board (IRS) Aggregated Data Hypothesis –Null/Alternate (H0/H1)
Iatrogenic effect Adherence, Compliance Bias Equivalence Power
Odds Matching Case Graph
Variance Mean Survival Adjustment Cumulative (rate) Mortality
Retrospective Prevention Factor Event Ascertainement Group Nosocomial Validity
Interval (confidence) Mode Attack (rate) Eligibility Matched (groups)
Memorization bias Carry-over (effect) Median Protocol
Committee for Human Research (CHR) Inclusion criteria
Interquartile (range) Exposure odds Multicentric Representativeness

Troisième partie – Practice Tests

Dans cette dernière partie de l'ouvrage, nous présentons l'analyse de trois articles scientifiques, telle qu'elle est prévue à cette date dans le cadre de l'ECNi.

Ces *practice tests* sont conçus pour assurer l'entrainement aux épreuves de la façon dont il est prévu qu'elles se déroulent.

À l'heure où nous finissons d'écrire cet ouvrage, il a été convenu que les premières épreuves « grandeur nature » de LCA sur format dématérialisé fourniraient une version papier des articles retenus. D'une manière classique, c'est encore aujourd'hui la méthode la plus traditionnelle pour lire un article et en extraire la substantifique moelle (ou ne pas retenir l'article parce que l'étude présente trop de limitations pour être considérée).

Le format de l'ECNi impose de pouvoir en 1h30 lire l'article et répondre à 15 questions à réponse(s) fermée(s), ce qui nécessite méthode et entraînement. Dans le cadre de la préparation à l'épreuve de LCA, nous avons testé auprès de nos étudiants les *practice tests* ci-après, à partir d'articles écrits en langue anglaise.

Notre expérience a démontré que cet exercice est tout à fait faisable par les étudiants qui se préparent à l'épreuve. Certains évoquent a priori la difficulté d'appréhender un texte en anglais, mais conviennent que la traduction en français, pas toujours parfaite, d'articles initialement rédigés en anglais pose d'autres difficultés et peut donner lieu à des incompréhensions graves, voire à des contre-sens.

Les articles sur lesquels nous avons choisi de travailler ont été écrits par des collègues français, et concernent des sujets d'actualité. Ils ont été publiés dans des revues internationales à comité de lecture, garantes de la qualité scientifique et linguistique des articles.

Les exercices que nous proposons sont une base de travail, nous encourageons nos lecteurs à poursuivre leur entraînement en appliquant les grandes lignes d'analyse suggérées plus haut à des articles qu'ils choisiront eux-mêmes dans leur thème de prédilection.

Les articles des trois *practice tests* sont accessibles en ligne et peuvent être imprimés pour noter sur papier les éléments clés de l'analyse (points clés de la méthode, population d'étude, tableaux de résultats et figures synthétiques). Les deux premiers *practice tests* reproduisent intégralement l'article, le dernier est accessible en *open access* pour tout lecteur.

L'épreuve de LCA comportera deux articles et pourra concerner aussi bien un essai clinique randomisé qu'une étude observationnelle descriptive d'un phénomène de santé, ou bien une étude de cohorte exposés-non-exposés ou une étude cas-témoins. Les champs couverts peuvent être l'évaluation d'un médicament ou d'une stratégie thérapeutique, l'évaluation d'une procédure diagnostique ou d'un programme de dépistage, ou encore la recherche de facteurs de risque d'une maladie. Le champ est donc particulièrement ouvert.

Les articles que nous proposons font référence à l'évaluation de médicaments et à la recherche des facteurs de risque d'une maladie :

– le premier *practice test* fait référence à une étude réalisée en médecine générale sur la prescription hors AMM en pédiatrie et le risque d'effets indésirables médicamenteux ;

– le deuxième *practice test* correspond à un essai clinique évaluant l'intérêt potentiel d'une molécule dans une maladie génétique marquée par des neuropathies périphériques particulièrement invalidantes ;

– le troisième *practice test* rapporte les résultats de l'exploration du rôle des benzodiazépines et la survenue de démence chez le sujet âgé.

Bonne lecture !

Practice test # 1

La référence complète de l'article est accessible sur le lien suivant :
http://pediatrics.aappublications.org/content/135/1/49.long

OFF-LABEL PRESCRIBING IN PEDIATRIC OUTPATIENTS

Aurore Palmaro, Raphael Bissuel, Nicholas Renaud, Geneviève Durrieu, Brigitte Escourrou, Stcphane Oustric, Jean-Louis Montastruc, Maryse Lapeyre-Mestre

Pediatrics. 2015 Jan;135(1):49-58. doi: 10.1542/peds.2014-0764.

Attention, page 51 de l'article, au paragraphe *Sample size calculation*, il faut lire "... *with a relative risk* ***of*** *ADR occurrence of 3.44...*" au lieu de "...*with a relative risk* ***and*** *ADR occurrence of 3.44...*"

Off-Label Prescribing in Pediatric Outpatients

Aurore Palmaro, MSc[a], Raphael Bissuel, MD[b], Nicholas Renaud, MSc[a], Geneviève Durrieu, PharmD, PhD[a], Brigitte Escourrou, MD[b], Stephane Oustric, MD[b], Jean-Louis Montastruc, MD, PhD[a], Maryse Lapeyre-Mestre, MD, PhD[a]

abstract

OBJECTIVE: To study the characteristics of off-label prescribing and adverse drug reaction (ADR) occurrence in a sample of pediatric outpatients treated by general practitioners.

METHODS: A survey on pediatric drug prescribing was implemented in 46 general practices in southwestern France. All consecutive patients aged 0 to 16 years were included. Patient characteristics, reasons for consultation, and drug prescribed (including indications) were collected. ADRs occurring ≤10 days after the date of consultation were recorded by the general practitioners (spontaneous notification). Off-label prescription was defined as prescribing outside the specifications of the Summary of Product Characteristics.

RESULTS: Among the 2313 children seen between March 8, 2011 and July 31, 2011, 1960 were exposed to ≥1 prescribed drug. Mean age was 5.6 years, with a gender ratio of 1.1. Among children with prescriptions, 37.6% (n = 736) were exposed to ≥1 off-label prescription and 6.7% (n = 132) to ≥1 unlicensed drug. Off-label prescribing involved an unapproved indication in 56.4% of cases (n = 416), a lower dosage (26.5%, n = 195) or higher dosage (19.5%, n = 144) than specified, age not labeled (7.2%, n = 53), incorrect route of administration (3.5%, n = 26), and contraindication (0.3%, n = 2). A total of 23 ADRs were reported (1.5% of patients with off-label prescriptions). ADR occurrence was not significantly related to off-label drug prescribing.

CONCLUSIONS: Despite the numerous initiatives implemented for promoting rational medicine use in children, the prevalence of off-label prescription in outpatient pediatric practice remains high.

[a]*Laboratoire de Pharmacologie Médicale et Clinique, Centre Midi-Pyrénées de PharmacoVigilance, de Pharmacoépidémiologie et d'Informations sur le Médicament, Equipe de Pharmacoépidémiologie, INSERM U1027, Centre Hospitalier Universitaire, Faculté de Médecine, Université de Toulouse, France; and* [b]*Département Universitaire de Médecine Générale des Facultés de Médecine de Toulouse, France*

Miss Palmaro performed statistical analyses, interpreted the findings, and drafted the initial manuscript; Dr Bissuel, Mr Renaud, Dr Escourrou, and Dr Oustric designed the data collection forms, coordinated and supervised data collection, and revised the article; Drs Durrieu and Montastruc interpreted the data and critically reviewed the manuscript; Dr Lapeyre-Mestre conceptualized and designed the study, interpreted the findings, and critically reviewed and revised the manuscript; and all authors approved the final manuscript as submitted.

www.pediatrics.org/cgi/doi/10.1542/peds.2014-0764

DOI: 10.1542/peds.2014-0764

Accepted for publication Oct 9, 2014

Address correspondence to Maryse Lapeyre-Mestre, MD, PhD, University of Toulouse UMR INSERM 1027, CHU, 37 Allées Jules Guesde, 31000 Toulouse, France. E-mail: maryse.lapeyre-mestre@univ-tlse3.fr

PEDIATRICS (ISSN Numbers: Print, 0031-4005; Online, 1098-4275).

WHAT'S KNOWN ON THIS SUBJECT: Off-label prescribing in children has been widely described. There has been growing awareness and action from regulatory bodies since 2006 to promote drug assessment in children and rational prescribing.

WHAT THIS STUDY ADDS: In comparison with a similar study done in 2000, there was no significant change in off-label prescribing in children. In contrast with the previous findings, off-label prescribing did not increase risk for adverse drug reactions.

ARTICLE

Off-label prescribing has been widely observed in children. However, administration of a drug outside the conditions assessed during clinical trials may result in adverse drug reactions (ADRs).[1–3] Moreover, the specificity of children's physiology and pharmacology should not be neglected.[4] For years, the lack of drug evaluation in children has been evoked as a factor favoring off-label prescribing. More recently,[5] there have been several incentives to promote drug assessment in children, including promotion of good prescribing practice for antibiotics. In Europe, Pediatric Regulation No. 1901/2006 came into force in 2007. As stated by Lehmann,[6] "The Regulation (EC) No 1901/2006 sets up a system of requirements, rewards and incentives, together with horizontal measures, to ensure that medicinal products are researched, developed and authorised to meet the therapeutic needs of children." This regulation focuses on both public actors (European member states), encouraging them to promote research and pediatric drug availability, and pharmaceutical companies (incentives to conduct clinical trials in children). These actions tend to demonstrate that issues related to drug assessment and prescribing in children have raised awareness among policymakers. Despite regulatory differences, off-label prescribing is an issue in both the United States[7] and Europe. As a result of these initiatives, it may be hypothesized that prescribers would be more aware of the potential consequences of off-label prescribing, decreasing the prevalence of off-label prescribing and associated risks.[8] A study[2] performed in the early 2000s in France showed that off-label prescribing was highly prevalent (42%) and significantly associated with ADR occurrence. Since this period, in line with the promotion of drug evaluation and the development of new pediatric formulations, the situation is likely to have evolved.

To obtain an overview of the current situation 10 years after this study,[2] and considering that off-label prescribing in children has been poorly investigated in the ambulatory care setting, we designed a similar survey on the consequences of off-label prescribing in children. Our aim was to study the characteristics of off-label prescribing and ADR occurrence in a sample of pediatric outpatients treated in ambulatory practice. The study by Horen et al[2] was performed among pediatricians, whereas the current study was implemented among general practitioners (GPs). This difference reflects an evolution in pediatric practice in France, where ~3 out of 4 children are currently referred to GPs.[9] This shift occurred in response to the decrease in the number of pediatricians in France. Difference in prescribing practices between French GPs and pediatricians have already been described.[10] Children treated by pediatricians receive fewer antibiotics than those managed by GPs but also fewer corticosteroids and significantly fewer antiinflammatory drugs. Expectorants and digestive motility drugs are also less likely to be prescribed by pediatricians than by GPs.[10]

METHODS

Study Design and Settings

A survey on pediatric drug prescribing was implemented in a sample of GPs from practices in the Midi-Pyrénées area (southwestern France). GPs were recruited from among those involved in the resident training program of the general practice university department. To be involved in resident training, they must have followed a complementary course organized by the department.

Participating GPs prospectively recorded information from all consecutive consultations involving patients aged 0 to 16 years for 1 week. Patient characteristics (age, gender, weight), main reasons for consulting, and drug prescribed (including dosage, route, and indication) were collected. GPs were provided forms that they completed electronically after each visit.

Children were categorized into 3 groups: newborn infants (0–27 days) and toddlers (28 days–23 months), grouped together because of sample size; children (2–11 years); and adolescents (12–16), according to the International Conference on Harmonization guidance E11.[11]

Prescribing Patterns

To assess representativeness of prescribing patterns of participating GPs, we obtained data from the national health insurance database (Système National d'Information Inter Régimes de l'Assurance-Maladie)[12,13] concerning all drugs prescribed and reimbursed for infants aged 0 to 16 years in the same area and during the study period. The health insurance database contains basic patient demographics, prescriber's specialty, drug prescribed, and quantity dispensed, but the indication is not available.

Off-Label Prescribing

Off-label prescription was defined as prescribing outside the specifications of the Summary of Product Characteristics (SPC)[14], equivalent to the prescribing information in the United States. As was done previously,[2] off-label prescribing was defined according to 9 categories, including prescribing a drug withdrawn from the market, contraindications, different indications, age, different route of administration, higher dose or lower dose than recommended, and inadvisable coprescribing. To determine off-label status, we referred to the SPC. If the indication was not cited in the paragraph "Therapeutic Indications," the drug was considered off label for "different indication" (ie, unlabeled indication). However, for antibiotics, where the indication specified by the physician was a viral infection (rhinopharyngitis, laryngitis, tracheitis), the indication was considered labeled, with the assumption that the prescriber suspected a bacterial superinfection. To determine off-label dosage, we applied a 20% tolerance margin to the prescribed daily dose. For symptomatic treatments such as cough syrups, a lower number of doses compared with recommendations was not considered off label. For contraindications and inadvisable coprescriptions, we referred to the corresponding section of the SPC. Unlicensed drugs were those with no valid marketing authorization at the time of the study. Homeopathic preparations were considered products without license. Only 1 off-label category was assigned to each drug prescribed.

In case of multiple possible categories, the status leading potentially to more damage was selected (namely, by decreasing order of "priority": contraindication or different indication, age, route of administration, higher dose or lower dose than recommended, and inadvisable coprescribing). For all analyses, children were considered exposed to off-label prescribing if ≥1 of the drugs in the prescription form was off label. So even if children could potentially be exposed to ≥1 drug or ≥1 off-label drug, all percentages were calculated with the number of children as the denominator, including drug exposure and off-label drugs.

ADR Occurrence

Each GP was asked to identify and report to the regional pharmacovigilance center any ADR occurring ≤10 days after the date of consultation. ADRs were classified according to the Medical Dictionary for Regulatory Activities lower-level term and primary system organ class. All suspected ADRs were classified into 4 causality levels (ie, "possible," "plausible," "likely," and "very likely"), according to the French ADR causality assessment method.[15] A "serious" ADR was defined as "any untoward medical occurrence that at any dose results in death, requires hospital admission or prolongation of existing hospital stay, results in persistent or significant disability/incapacity, or is life threatening."[16] An "unlabeled" or "unexpected" ADR is a reaction whose nature or severity is not consistent with data contained in domestic labeling or market authorization or expected from the characteristic of the drug.[16]

Confidentiality and Ethics

During recruitment, GPs already involved in training residents were proposed to participate in this study by the general practice university department. Only 1 declined to participate. A written consent form was not required for GPs. All data were treated anonymously regarding the patients and GPs. Prescriber and patient IDs were assigned to match physician–child pairs. All ADRs were reported to the regional pharmacovigilance center, according to French pharmacovigilance good practices.[17] Access to reimbursed drug data on the health care database was allowed through authorization for evaluation of health care practices no. 1516745 of the French Data Protection Authority (Commission Nationale Informatique et Libertés).

Institutional review board approval was not required for this observational study.

Statistical Methods

Sample Size Calculation

According to the study performed in 2000 in the same area,[2] where 42.3% of patients were exposed to off-label prescribing, with a relative risk and ADR occurrence of 3.44, the sample size for the current study would have to be 922 patients to detect a risk increase of 3.44 in ADR occurrence with an 80% power ($\alpha = .05$).

Data Analysis

Descriptive analyses included mean values ± SDs for quantitative variables and frequencies and percentages for qualitative variables.

We performed a bivariate analysis by using Pearson's χ^2 test or Fisher's exact test for qualitative variables and Student's *t* test or Mann–Whitney parametric test for quantitative variables. Variables (age class, gender, number of medications prescribed, and reason for consultation according to International Classification of Diseases, 10th Revision blocks) were entered into a multivariate logistic regression model, with off-label prescribing as the dependent variable. Crude and adjusted odds ratios (ORs) and their 95% confidence intervals (CIs) were estimated. We investigated the interaction between variables by using the log likelihood ratio test. A significance level of .05 was used. We performed statistical analyses by using SAS 9.3 software (SAS Institute, Inc, Cary, NC).

RESULTS

Children Characteristics

From March 8, 2011 to July 16, 2011, 2313 patients were recruited by 38 GPs. Among them, 1960 received ≥1 prescribed drug. All GPs prescribed ≥1 drug. Mean age was 5.6 years (SD 4.5, range 0–16), with a gender ratio of 1.1. Among the reasons for consultations (diagnosis, symptoms, or referral), diseases of the respiratory system (acute tonsillitis, $n = 224$; acute nasopharyngitis, $n = 220$), factors influencing health status (health checkup, $n = 134$; and immunization, $n = 131$), and symptoms (eg, fever) were the most commonly represented (Table 1). Mean number of drugs prescribed was 2. Analgesics (52% ever exposed, $n = 1003$), antibacterials (22%, $n = 422$), and antiinflammatory and antirheumatic products (18%, $n = 345$) were most represented (Table 2). Paracetamol, ibuprofen, and amoxicillin were most common.

TABLE 1 Characteristics of Pediatric Outpatients

	Newborns, Infants, and Toddlers (*N* = 558), *n* (%)	Children (*N* = 1188), *n* (%)	Adolescents (*N* = 214), *n* (%)	Overall (*N* = 1960), *n* (%)
Patient gender				
Female	252 (45.2)	595 (50.1)	118 (55.1)	965 (49.2)
Male	306 (54.8)	593 (49.9)	96 (44.9)	995 (50.8)
Reason for consultation				
Infectious diseases	60 (10.8)	181 (15.2)	25 (11.7)	266 (13.6)
Blood	0 (0.0)	1 (0.1)	0 (0.0)	1 (0.1)
Endocrine, nutritional, and metabolic diseases	2 (0.4)	4 (0.3)	0 (0.0)	6 (0.3)
Mental and behavioral disorders	1 (0.2)	6 (0.5)	1 (0.5)	8 (0.4)
Nervous system	1 (0.2)	9 (0.8)	0 (0.0)	10 (0.5)
Eye and adnexa	32 (5.7)	43 (3.6)	12 (5.6)	87 (4.4)
Ear and mastoid process	44 (7.9)	113 (9.5)	10 (4.7)	167 (8.5)
Circulatory system	0 (0.0)	1 (0.1)	0 (0.0)	1 (0.1)
Respiratory system	178 (31.9)	513 (43.2)	67 (31.3)	758 (38.7)
Digestive system	31 (5.6)	47 (4.0)	10 (4.7)	88 (4.5)
Skin	47 (8.4)	58 (4.9)	21 (9.8)	126 (6.4)
Musculoskeletal system	0 (0.0)	16 (1.3)	11 (5.1)	27 (1.4)
Genitourinary system	5 (0.9)	23 (1.9)	3 (1.4)	31 (1.6)
Conditions originating in the perinatal period	3 (0.5)	0 (0.0)	0 (0.0)	3 (0.2)
Symptoms	74 (13.3)	211 (17.8)	35 (16.4)	320 (16.3)
Injury	8 (1.4)	79 (6.6)	36 (16.8)	123 (6.3)
External causes of morbidity	4 (0.7)	20 (1.7)	2 (0.9)	26 (1.3)
Health status	196 (35.1)	75 (6.3)	29 (13.6)	300 (15.3)
Number of medications				
1	158 (28.3)	277 (23.3)	56 (26.2)	491 (25.1)
2	155 (27.8)	442 (37.2)	76 (35.5)	673 (34.3)
>3	245 (43.9)	469 (39.5)	82 (38.3)	796 (40.6)
≥1 off-label drug	171 (30.6)	490 (41.2)	75 (35.0)	736 (37.6)
Age	6 (1.1)	36 (3.0)	11 (5.1)	53 (2.7)
Other indication	105 (18.8)	275 (23.1)	36 (16.8)	416 (21.2)
Contraindication	0 (0.0)	2 (0.2)	0 (0.0)	2 (0.1)
Higher dosage	17 (3.0)	103 (8.7)	24 (11.2)	144 (7.3)
Lower dosage	31 (5.6)	142 (12.0)	22 (10.3)	195 (9.9)
Route of administration	21 (3.8)	5 (0.4)	0 (0.0)	26 (1.3)
Withdrawn from the market	0 (0.0)	2 (0.2)	0 (0.0)	2 (0.1)
≥1 unlicensed drug	64 (11.5)	41 (3.5)	5 (2.3)	110 (5.6)

Pattern of Prescribing From Health Insurance Data

In 2011, there were 2971 GPs and 125 pediatricians in the Midi-Pyrénées area. During the study period, 319 857 infants aged ≤16 years were reimbursed for ≥1 drug prescribed. GPs represented 77% of overall drug prescriptions (pediatricians 17%). To indicate the representativeness of prescribing patterns, drug classes from GPs in our study, together with those from GPs in the health insurance database, are presented Table 2. Excluding analgesics (essentially paracetamol) that were less frequently prescribed than in our sample (37.7% vs 51.9%), prescribing patterns were quite similar, with the same prescribed Anatomical Therapeutic Chemical (ATC) classes in the top 5.

Off-Label Prescribing

Among the 1960 children receiving ≥1 drug, 37.6% (*n* = 736) were exposed to ≥1 off-label drug (638 with 1 drug, 94 with 2, and 4 with 3 off-label drugs) and 7.3% (*n* = 143) to ≥1 unlicensed drug. Off-label prescribing involved an unapproved indication in 56.4% (*n* = 416), a lower dosage in 26.5% (*n* = 195), a higher dosage in 19.5% (*n* = 144), age not labeled in 7.2% (*n* = 53), incorrect route of administration in 3.5% (*n* = 26), and contraindication in 0.3% (*n* = 2). Nasal decongestants (tixocortol, a corticosteroid, and tuaminoheptane, a sympathomimetic), H1 antihistamines (mequitazine, a phenothiazine derivative, and desloratadine), and corticosteroids (betamethasone and prednisolone) were the most frequently involved in off-label prescribing for indication. According to the SPC, tixocortol is indicated for nasopharyngeal inflammatory and allergic conditions (allergic rhinitis, seasonal rhinitis, acute and chronic congestive rhinitis, vasomotor rhinitis), whereas tuaminoheptane is approved for nasopharyngeal diseases with excessive mucus secretion in patients >15 years old. Tixocortol was prescribed with an unapproved indication for common rhinitis, whereas it is indicated only for allergic, congestive, or vasomotor rhinitis.

TABLE 2 10 Most Frequently Prescribed Drugs (Patient Exposed to ≥1 Drug), by ATC Class and Age Class

	Study				Heath Insurance Data[a]			
	Infants and Toddlers (*N* = 558), *n* (%)	Children (*N* = 1188), *n* (%)	Adolescents (*N* = 214), *n* (%)	Overall (*N* = 1960), *n* (%)	Infants, Toddlers, and Newborns (*n* = 10 163), *n* (%)	Children (*n* = 198 399), *n* (%)	Adolescents (*n* = 64 968), *n* (%)	Overall (*n* = 273 530), *n* (%)
ATC level II								
Analgesics	247 (46.5)	655 (55.1)	94 (43.9)	1003 (51.9)	2467 (23.2)	79 964 (40.0)	21 670 (32.9)	104 101 (37.7)
Antibacterials for systemic use	73 (13.7)	305 (25.7)	44 (20.6)	422 (21.8)	308 (2.9)	56 444 (28.3)	12 295 (18.7)	69 047 (25.0)
Antiinflammatory and antirheumatic products	62 (11.7)	233 (19.6)	50 (23.4)	345 (17.8)	214 (2.0)	43 036 (21.5)	17 189 (26.1)	60 439 (21.9)
Nasal preparations	85 (16.0)	219 (18.4)	34 (15.9)	342 (17.7)	661 (6.2)	40 753 (20.4)	10 654 (16.2)	52 068 (18.9)
Antihistamines for systemic use	38 (7.2)	218 (18.4)	29 (13.6)	286 (14.8)	91 (0.9)	32 783 (16.4)	10 883 (16.5)	43 757 (15.8)
Vaccines	146 (27.5)	78 (6.6)	20 (9.3)	254 (13.1)	3017 (28.4)	16 823 (8.4)	7556 (11.5)	27 396 (9.9)
Cough and cold preparations	43 (8.1)	149 (12.5)	16 (7.5)	209 (10.8)	4 (0.0)	11 553 (5.8)	4188 (6.4)	15 745 (5.7)
Drugs for functional gastrointestinal disorders	17 (3.2)	98 (8.2)	30 (14.0)	146 (7.6)	799 (7.5)	16 556 (8.3)	6548 (10.0)	23 903 (8.7)
Drugs for obstructive airway diseases	26 (4.9)	91 (7.7)	12 (5.6)	129 (6.7)	206 (1.9)	13 855 (6.9)	4456 (6.8)	18 517 (6.7)
Corticosteroids for systemic use	21 (4.0)	75 (6.3)	13 (6.1)	109 (5.6)	155 (1.5)	19 071 (9.5)	4880 (7.4)	24 106 (8.7)
Drugs								
Paracetamol	247 (46.5)	649 (54.6)	94 (43.9)	997 (51.6)	2638 (24.9)	79 546 (39.8)	21 103 (32.1)	103 287 (37.4)
Ibuprofen	47 (8.9)	205 (17.3)	35 (16.4)	287 (14.8)	192 (1.8)	33 010 (16.5)	10 437 (15.9)	43 639 (15.8)
Amoxicillin	19 (3.6)	135 (11.4)	14 (6.5)	168 (8.7)	109 (1.0)	17 561 (8.8)	4291 (6.5)	21 961 (8.0)
Tixocortol	45 (8.5)	79 (6.6)	4 (1.9)	129 (6.7)	400 (3.8)	19 883 (10.0)	2334 (3.5)	22 617 (8.2)
Cough and cold preparations[b]	35 (6.6)	66 (5.6)	4 (1.9)	106 (5.5)	0 (0.0)	0 (0.0)	0 (0.0)	0 (0.0)
Mequitazine	25 (4.7)	72 (6.1)	2 (0.9)	100 (5.2)	90 (0.8)	8479 (4.2)	563 (0.9)	9132 (3.3)
Desloratadine	11 (2.1)	76 (6.4)	12 (5.6)	99 (5.1)	2 (0.0)	12 923 (6.5)	5538 (8.4)	18 463 (6.7)
Amoxicillin and enzyme inhibitor	22 (4.1)	60 (5.1)	11 (5.1)	93 (4.8)	55 (0.5)	9413 (4.7)	1812 (2.8)	11 280 (4.1)
Cefpodoxime	26 (4.9)	62 (5.2)	4 (1.9)	92 (4.8)	59 (0.6)	15 278 (7.6)	2193 (3.3)	17 530 (6.3)
Nasal preparations	32 (6.0)	55 (4.6)	3 (1.4)	92 (4.8)	266 (2.5)	10 188 (5.1)	966 (1.5)	11 420 (4.1)

Data derived from regional health insurance data (France, GPs only, prescriptions from March 8, 2011 to July 16, 2011).
[a] Prevalence of patients exposed to ≥1 drug from health insurance data could be derived from >1 prescription per patient.
[b] Not reimbursed by the French health insurance.

Mequitazine and desloratadine were prescribed for cough, although they are indicated for the relief of symptoms associated with allergic rhinitis, urticaria, or conjunctivitis (mequitazine only). Prednisolone and betamethasone were prescribed with unlabeled indications for cough, bronchitis, or laryngitis. Drugs with lower dosage than specified involved mainly cold preparations (n = 24); ibuprofen (n = 20); helicidine, a cough suppressant (n = 19); and rifamycin for topical use (n = 17), whereas drugs with higher dosage than specified (n = 144) were represented mainly by tuaminoheptane (n = 39), phloroglucinol (n = 20), and amoxicillin (n = 17). When age was unlabeled (n = 53), antiinflammatory drugs (ibuprofen, diclofenac, and tiaprofenic acid, n = 12), antiinflammatories for topical use (diclofenac, niflumic acid, n = 7), analgesics (paracetamol and tramadol, n = 7), and antidiarrheals (medicinal charcoal, *Saccharomyces boulardii,* racecadotril, n = 6) were most frequently identified. An incorrect route of administration (n = 26) was encountered exclusively for vaccines and primarily (n = 23) for measles vaccine (in combination with mumps and rubella), which was administered by intramuscular injection, although the SPC recommend subcutaneous administration. Physiologic serum (n = 63) and oral rehydration solution (n = 13) (mainly for infants and toddlers) accounted for a large proportion of unlicensed drugs (n = 143).

Details of active substances and type of off-label prescribing are provided in Table 3.

Determinants of Off-Label Prescribing

Determinants of off-label prescribing, identified through multivariate logistic regression, are presented in Table 4. Number of medications >3 (adjusted OR 5.65; 95% CI, 4.29–7.43; $P < .0001$) and ophthalmologic consultations (adjusted OR 1.62; 95% CI, 1.02–2.57; $P < .0406$) were more likely to be associated with off-label prescribing. Conversely, some conditions are more likely to exhibit a protective effect, such as checkups and immunizations (adjusted OR 0.21; 95% CI, 0.15–0.29; $P < .0001$) and symptoms (adjusted OR 0.69; 95% CI, 0.53–0.92; $P < .0096$).

ADR Occurrence

Among children receiving ≥1 drug, 23 presented with ≥1 ADRs (27 described). The most frequently reported were fever (30.4%; n = 7), diarrhea (21.7%; n = 5), and erythema (21.7%; n = 5). Thirty-four different medications were involved (same active substance or fixed combinations), mainly antibacterials

TABLE 3 10 Most Frequently Prescribed Off Label Drugs (Frequencies of Patients Exposed to ≥1 Off-Label Drug), by ATC Class and Age Class

	Age (n = 53), n (%)	Other Indications (n = 416), n (%)	Higher Dose (n = 144), n (%)	Lower Dose (n = 195), n (%)	Total Off-Label (n = 736), n (%)	Number Exposed (n = 1960), n (%)
ATC level II						
Nasal preparations	1 (0.1)	137 (18.0)	48 (6.3)	5 (0.7)	198 (26.1)	342 (17.7)
Antihistamines for systemic use	1 (0.1)	155 (20.4)	9 (1.2)	19 (2.5)	182 (23.9)	286 (14.8)
Antibacterials for systemic use	2 (0.3)	24 (3.2)	23 (3.0)	22 (2.9)	71 (9.3)	422 (21.8)
Cough and cold preparations	5 (0.7)	4 (0.5)	11 (1.4)	41 (5.4)	60 (7.9)	209 (10.8)
Corticosteroids for systemic use	0 (0.0)	55 (7.2)	0 (0.0)	0 (0.0)	55 (7.2)	109 (5.6)
Drugs for obstructive airway diseases	0 (0.0)	45 (5.9)	1 (0.1)	10 (1.3)	54 (7.1)	129 (6.7)
Antiinflammatory and antirheumatic products	12 (1.6)	11 (1.4)	2 (0.3)	22 (2.9)	48 (6.3)	345 (17.8)
Analgesics	7 (0.9)	2 (0.3)	12 (1.6)	16 (2.1)	37 (4.9)	1003 (51.9)
Drugs for functional gastrointestinal disorders	4 (0.5)	3 (0.4)	21 (2.8)	3 (0.4)	30 (3.9)	146 (7.6)
Ophthalmologic drugs	0 (0.0)	4 (0.5)	3 (0.4)	22 (2.9)	28 (3.7)	103 (5.3)
Drugs						
Tixocortol	0 (0.0)	123 (16.2)	0 (0.0)	0 (0.0)	123 (16.2)	129 (6.7)
Mequitazine	0 (0.0)	85 (11.2)	1 (0.1)	6 (0.8)	92 (12.1)	100 (5.2)
Desloratadine	1 (0.1)	49 (6.4)	4 (0.5)	4 (0.5)	58 (7.6)	99 (5.1)
Tuaminoheptane	0 (0.0)	1 (0.1)	39 (5.1)	1 (0.1)	41 (5.4)	61 (3.2)
Paracetamol	5 (0.7)	1 (0.1)	12 (1.6)	16 (2.1)	34 (4.5)	997 (51.6)
Amoxicillin	0 (0.0)	8 (1.1)	17 (2.2)	6 (0.8)	31 (4.1)	168 (8.7)
Ibuprofen	10 (1.3)	0 (0.0)	0 (0.0)	20 (2.6)	30 (3.9)	287 (14.8)
Cough and cold preparations	1 (0.1)	0 (0.0)	5 (0.7)	24 (3.2)	30 (3.9)	106 (5.5)
Betamethasone	0 (0.0)	29 (3.8)	0 (0.0)	0 (0.0)	29 (3.8)	54 (2.8)
Prednisolone	0 (0.0)	25 (3.3)	0 (0.0)	0 (0.0)	25 (3.3)	53 (2.7)

Total exposed: number of patients exposed to the corresponding substance. Number off label: number of patients exposed to ≥1 off-label prescription for the corresponding substance.

(n = 14; 41.2%) and vaccines (n = 13; 38.2%). After causality assessment, 11 (32.4%) were scored "possible," 16 (47.1%) "plausible," and 7 (20.6%) "likely." All ADRs were labeled, except 1 (erythema with sun exposure, caused by amoxicillin). Evolution was favorable in all cases. None of the ADRs were considered serious, and all were reported to the regional pharmacovigilance center.

Relationship Between Off-Label Prescribing and ADR Occurrence

Off-label prescribing was identified in 5 of 23 cases and involved prescribing for an unapproved indication in 3 cases (hydroxyzine and mequitazine for pruritus, betamethasone for pneumopathy) and an inadequate dosage of amoxicillin for the 2 remaining cases. Incidence of ADRs was 1.5% (11 in 736) for patients exposed to ≥1 off-label prescription and 1.0% in other patients. ADR occurrence was not related to off-label drug prescribing (crude OR 1.53; 95% CI, 0.67–3.49; P = .310). Multivariable analyses did not reveal significant associations.

DISCUSSION

Despite the numerous initiatives implemented since 2006 to promote rational medicine use in children, off-label prescription in outpatient pediatric practice remains high (37.6%). However, in contrast to the findings of a previous study conducted >10 years ago, we did not find an increased ADR risk related to off-label prescribing.

Strengths and Limitations

One of the strengths of this study is its prospective design, enabling us to study the incidence of ADRs in our sample. We were able to record more detailed information on exposure to medications than in retrospective studies of medication use reported by parents or relatives. Moreover, unlike in studies performed on reimbursement databases, data on indications were available in our study, which permitted us to better characterize off label prescribing in several categories (eg, contraindication, different indication). This study is also one of the few studies in outpatient settings published since implementation of Pediatric Regulation No. 1901/2006. To assess representativeness of prescribing schemes, we compared data from reimbursement claims with prescribing patterns in our study. They exhibited strong similarities, except for paracetamol, which is not systematically reimbursed. Because participation was voluntary, the possibility of selection bias among GPs should be discussed. They were all involved in resident training and thus likely to be more aware of off-label prescribing, resulting in a possible underestimation of the real incidence. Concerning the completeness of ADR data, the possibility of underreporting should be considered very low, and serious ADRs would have been detected, because GPs are systematically informed in cases of hospitalization.

TABLE 4 Factors Associated With Off-Label Prescribing (Binary Logistic Regression)

	No Off-Label, *n* (%)	Off-Label, *n* (%)	Univariate			Multivariate		
			Crude OR	Crude 95% CI	*P*	Adjusted OR	Adjusted 95% CI	*P*
Patient gender								
Female	593 (48.4)	372 (50.5)	1					
Male	631 (51.6)	364 (49.5)	0.92	0.77–1.10	.369	—	—	—
Age class								
Infants and toddlers	387 (31.6)	171 (23.2)	1					
Children	698 (57.0)	490 (66.6)	1.59	1.28–1.97	.0005	—	—	—
Adolescents	139 (11.4)	75 (10.2)	1.22	0.87–1.70	.8361	—	—	—
Number of medications					<.0001			<.0001
1	397 (32.4)	94 (12.8)	1			1		
2	460 (37.6)	213 (28.9)	1.96	1.48–2.58		1.96	1.47–2.60	
>3	367 (30.0)	429 (58.3)	4.94	3.79–6.43		5.65	4.29–7.43	
Reason for consultation								
Eye and adnexa	41 (3.3)	46 (6.3)	1.92	1.25–2.96	.003	1.62	1.02–2.57	.0406
Ear and mastoid process	96 (7.8)	71 (9.6)	1.25	0.91–1.73	.167	—	—	—
Respiratory system	416 (34.0)	342 (46.5)	1.69	1.40–2.03	<.0001	—	—	—
Digestive system	54 (4.4)	34 (4.6)	1.05	0.68–1.63	.829	—	—	—
Skin	66 (5.4)	60 (8.2)	1.56	1.08–2.24	.017	1.51	1.03–2.22	.0358
Musculoskeletal system	15 (1.2)	12 (1.6)	1.34	0.62–2.87	.458	—	—	—
Symptoms	220 (18.0)	100 (13.6)	0.72	0.56–0.93	.011	0.69	0.53–0.92	.0096
Injury	81 (6.6)	42 (5.7)	0.85	0.58–1.25	.421	—	—	—
External causes of morbidity	12 (1.0)	14 (1.9)	1.96	0.90–4.26	.09	2.43	1.08 – 5.48	.0327
Health status	252 (20.6)	48 (6.5)	0.27	0.19–0.37	<.0001	0.21	0.15–0.29	<.0001
Other diagnoses[a]	47 (3.8)	13 (1.8)	0.45	0.24–0.84	.0118	0.5	0.26–0.97	.0404

[a] Other diagnoses: blood, endocrine, nutritional and metabolic diseases, mental and behavioral disorders, nervous system, circulatory system, genitourinary system, and conditions originating in the perinatal period.

Studies of Off-Label Prescribing in Outpatient Settings

The study performed in the same region in 2000 among pediatricians[2] showed 42% off-label prescribing. When we compare diagnosis profiles, respiratory symptoms are still the most common but with a lower prevalence (38.7% vs 56.5% in 2000). Symptoms (eg, fever) were more common in our study (16.3% vs 11.5% in 2000), together with infections (13.6% vs 9.3% in 2000). We did not observe as many diagnoses of the nervous and sensory systems (0.5% vs 15.3% in 2000). The prevalence of factors influencing health status tended to be lower in our study (15.3% vs 28.7% in 2000). By contrast, patterns of prescribing did not differ extensively: Systemic corticosteroids were similar (5.6% vs 5.0% of children in 2000), and antibiotics (21.8% vs 26.8%), vaccines (13.1% vs 19.0%), and respiratory drugs (37.1% vs 48.6%) were less prescribed. The greatest difference was for paracetamol (51.6% vs 23.7%).

Another French survey performed in the same period[18] found 29% off-label or unlicensed prescribing, and a German survey performed in 2003 to 2006[19] found 40.2% off-label prescribing.

Studies performed between 2001 and 2007[20–22] on prescription databases revealed high off-label rates, from 13.5% to 62%, except an Italian study[23] with a 3.3% rate. This heterogeneity in results could be explained by differences in off-label definitions. To ensure comparability, we use the same definitions as in our previous study.[2]

The most frequently retrieved classes of off-label prescriptions were nasal preparations (tixocortol, tuaminoheptane), H1 antihistamines for systemic use (mequitazine, desloratadine), and antibacterials (amoxicillin). In the study by Horen et al,[2] corticoids and β_2 mimetics for bronchiolitis, decongestants for rhinopharyngitis, and drugs from "blood forming organs" (prescribed to reinforce immunity in infectious ear, nose, and throat diseases) were the most frequently prescribed off label.

In the Swedish study,[22] off-label prescribing involved mainly topically administered drugs, sex hormones, antidepressants, hypnotics, cardiovascular drugs, and nonsteroidal antiinflammatory drugs. The most common classes in the Italian study[23] were antibiotics and drugs for the alimentary tract, metabolism, and the respiratory tract. However, the age groups were not strictly similar; the Swedish study[22] included patients >16 years old. In our study, unlabeled indications, accounting for a large part of off-label prescribing, were higher in children (23.1%) than in infants (18.8%) or adolescents (16.8%). The difference between children and infants is explained by the prescribing of desloratadine (76 [6.4%] of children vs 11 [2.1%] infants exposed, with 41 unlabeled indications in children vs 4 in infants). Tixocortol was the most frequently prescribed with unlabeled indications in children and infants. Adolescents, who were less exposed to tixocortol, exhibited a lower rate of unlabeled indications related to this drug.

Studies Investigating ADR Occurrence in Outpatient Settings

Incidences observed in our study appear to be consistent with those reported in outpatient settings.[8] In the systematic review performed by Smyth et al in 2012,[24] studies in GP settings exhibited an ADR incidence between 0.75% and 1.41%.

Relationship Between Off-Label Prescribing and ADR Occurrence in Inpatient and Outpatient Settings

In our study, ADR occurrence was not significantly related to off-label prescribing. Other studies[2,25–27] have shown conflicting results. In the Horen et al[2] study, 60% of the ADRs involved an off-label prescription (compared with 48% in our study), with a significant association between off-label prescribing and ADR (relative risk 3.44; 95% CI, 1.26–9.38). These ADRs were related mainly to antibiotics and vaccines, which were prescribed less often in our study. Thus, we might suspect that the greater risk of ADRs observed by Horen resulted from a different pattern of off-label use, related to differences in prescribing patterns. Bellis et al[26] concluded that off-label and unlicensed medicines were more likely to be involved in an ADR leading to hospitalization (relative risk 1.67; 95% CI, 1.38–2.02; $P < .001$). In a survey of pediatric wards, Neubert et al[27] found no significant difference between ADRs in relation to off-label prescribing. A retrospective analysis of spontaneous reports in the Danish ADR database from 1998 to 2007 showed that about 20% of ADRs reported in Danish children over the study period were associated with off-label prescribing outside the licensed age group.[25] As concluded in the review from Mason et al,[28] it seems that there is no consistent evidence suggesting a greater risk related to off-label prescribing, perhaps because of the heterogeneity in prescribing settings or practices considered in the studies. Indeed, some studies found high rates of off-label prescribing of mental health or cancer medications.[22,26] The risk reported by Bellis et al becomes not statistically significant when oncology patients were excluded from the analysis. In our study, GPs were not treating children with severe mental health problems, cardiac diseases, or cancer. It is therefore possible that ADR risk increases mainly with specific types of off-label use.

Perspectives

Unapproved indications were the main motive for off-label prescribing. In another study, underdosing was more represented.[19] Beyond this observation, more information about the underlying causes of off-label prescribing is needed. In the present study, individual factors related to the number of medications or certain medical conditions were found to be associated with off-label prescribing. Other factors have already been highlighted.[29] Determinants related to prescriber have also been described, such as lack of training or information. Moreover, it is generally believed that off-label prescribing is prompted by the unavailability of pediatric formulations. The typology of off-label prescribing for unapproved conditions tends to reveal the limitations of the prescribers' choices, because it involved indications that were closely related to the labeled indications (salbutamol for bronchospasm in the context of infection, where asthma is the labeled indication).

Since the implementation of the first pediatric investigation plans in 2007,[30,31] only a small proportion of the drugs frequently prescribed off-label have been covered by this regulation. Thus, the rate of off-label prescribing, even if not associated with ADR occurrence, should prompt more efforts to promote rational drug use and achieve change in prescribing patterns.[32]

Recently, the new policy statement from the American Academy of Pediatrics on off-label prescribing[7] recommended that "the use of a drug, whether off or on label, should be based on sound scientific evidence, expert medical judgment, or published literature whenever possible." This study was performed in a European context, and some drugs are not in general use in the United States (eg, helicidine, phloroglucinol, tiaprofenic acid). However, these drugs were neither the most commonly used nor the most involved in off-label prescribing. Most of the drugs prescribed off label in the current study are used worldwide, and possible cross-national differences in the availability of some drugs are not likely to affect the relevance of our findings for pediatric practice. This study provides additional scientific evidence on off-label drug prescribing in a setting that was poorly investigated in the literature, and therefore it may be useful for both clinicians and policymakers.

CONCLUSIONS

Despite the numerous initiatives implemented since 2006 to promote rational medication use in children, the prevalence of off-label prescribing in outpatient pediatric practice remains high. In contrast with the findings of a previous study conducted >10 years ago, we did not find greater ADR risk related to off-label prescribing.

ACKNOWLEDGMENTS

The authors are grateful for help from the department of general practice of Toulouse. The authors also thank all general practitioners and residents who contributed to this study.

FINANCIAL DISCLOSURE: The authors have indicated they have no financial relationships relevant to this article to disclose.

FUNDING: No external funding.

POTENTIAL CONFLICT OF INTEREST: The authors have indicated they have no potential conflicts of interest to disclose.

REFERENCES

1. Cuzzolin L, Atzei A, Fanos V. Off-label and unlicensed prescribing for newborns and children in different settings: a review of the literature and a consideration about drug safety. *Expert Opin Drug Saf.* 2006;5(5):703–718
2. Horen B, Montastruc JL, Lapeyre-Mestre M. Adverse drug reactions and off-label drug use in paediatric outpatients. *Br J Clin Pharmacol.* 2002;54(6):665–670
3. Turner S, Nunn AJ, Fielding K, Choonara I. Adverse drug reactions to unlicensed and off-label drugs on paediatric wards: a prospective study. *Acta Paediatr.* 1999; 88(9):965–968
4. Star K, Edwards IR. Pharmacovigilance for children's sake. *Drug Saf.* 2014;37(2): 91–98
5. Lalande J. [Appel, a general pediatrics child welfare organization]. *Arch Pediatr.* 2003;10(suppl 1):245s–247s
6. Lehmann B. Regulation (EC) No 1901/ 2006 on medicinal products for paediatric use & clinical research in vulnerable populations. *Child Adolesc Psychiatry Ment Health.* 2008;2(1):37
7. Frattarelli DA, Galinkin JL, Green TP, et al; American Academy of Pediatrics Committee on Drugs. Off-label use of drugs in children. *Pediatrics.* 2014; 133(3):563–567
8. Clavenna A, Bonati M. Adverse drug reactions in childhood: a review of prospective studies and safety alerts. *Arch Dis Child.* 2009;94(9):724–728
9. Sorum PC. Two tiers of physicians in France: general pediatrics declines, general practice rises. *JAMA.* 1998; 280(12):1099–1101
10. Bocquet A, Chalumeau M, Bollotte D, Escano G, Langue J, Virey B. Comparison of prescriptions by pediatricians and general practitioners: a population-based study in Franche-Comte from the database of Regional Health Insurance Fund. *Arch Pediatr.* 2005;12(12): 1688–1696
11. International Conference on Harmonisation (ICH). ICH harmonised tripartite guideline E11: clinical investigation of medicinal products in the pediatric population. 2000. Available at: http://www.ich.org/fileadmin/Public_Web_Site/ICH_Products/Guidelines/Efficacy/E11/Step4/E11_Guideline.pdf
12. Fagot JP, Boutrelle A, Ricordeau P, Weill A, Allemand H. HPV vaccination in France: uptake, costs and issues for the National Health Insurance. *Vaccine.* 2011;29(19): 3610–3616
13. Tuppin P, de Roquefeuil L, Weill A, Ricordeau P, Merlière Y. French National Health Insurance information system and the permanent beneficiaries sample. *Rev Epidemiol Sante Publique.* 2010; 58(4):286–290
14. Agence Nationale de Sécurité du Médicament et des Produits de Santé (ANSM). Répertoire des spécialités pharmaceutiques. Available at: http:// agence-prd.ansm.sante.fr/php/ecodex/ index.php. Accessed March 12, 2014
15. Bégaud B, Evreux JC, Jouglard J, Lagier G. [Imputation of the unexpected or toxic effects of drugs. Actualization of the method used in France]. *Therapie.* 1985; 40(2):111–118
16. Edwards IR, Aronson JK. Adverse drug reactions: definitions, diagnosis, and management. *Lancet.* 2000;356(9237): 1255–1259
17. Bonnes pratiques de pharmacovigilance. Mise à jour prenant en compte l'arrêté du 10 juin 2011 relatif aux modalités de signalement des effets indésirables par les patients et les associations agréées de patients. Available at: http://ansm.sante.fr/var/ansm_site/storage/original/application/13df5d1566a748c2f08299233451fe5c.pdf. Accessed March 12, 2014
18. Chalumeau M, Tréluyer JM, Salanave B, et al. Off label and unlicensed drug use among French office based paediatricians. *Arch Dis Child.* 2000; 83(6):502–505
19. Knopf H, Wolf IK, Sarganas G, Zhuang W, Rascher W, Neubert A. Off-label medicine use in children and adolescents: results of a population-based study in Germany. *BMC Public Health.* 2013;13(1):631
20. Bazzano AT, Mangione-Smith R, Schonlau M, Suttorp MJ, Brook RH. Off-label prescribing to children in the United States outpatient setting. *Acad Pediatr.* 2009;9(2):81–88
21. Lass J, Irs A, Pisarev H, Leinemann T, Lutsar I. Off label use of prescription medicines in children in outpatient setting in Estonia is common. *Pharmacoepidemiol Drug Saf.* 2011; 20(5):474–481
22. Olsson J, Kimland E, Pettersson S, Odlind V. Paediatric drug use with focus on off-label prescriptions in Swedish outpatient care—a nationwide study. *Acta Paediatr.* 2011;100(9):1272–1275
23. Carnovale C, Conti V, Perrone V, et al. Paediatric drug use with focus on off-label prescriptions in Lombardy and implications for therapeutic approaches. *Eur J Pediatr.* 2013;172(12): 1679–1685
24. Smyth RM, Gargon E, Kirkham J, et al. Adverse drug reactions in children—a systematic review. *PLoS ONE.* 2012;7(3): e24061
25. Aagaard L, Hansen EH. Prescribing of medicines in the Danish paediatric population outwith the licensed age group: characteristics of adverse drug reactions. *Br J Clin Pharmacol.* 2011; 71(5):751–757
26. Bellis JR, Kirkham JJ, Nunn AJ, Pirmohamed M. Adverse drug reactions and off-label and unlicensed medicines in children: a prospective cohort study of unplanned admissions to a paediatric hospital. *Br J Clin Pharmacol.* 2014;77(3):545–553
27. Neubert A, Dormann H, Weiss J, et al. The impact of unlicensed and off-label drug use on adverse drug reactions in paediatric patients. *Drug Saf.* 2004; 27(13):1059–1067
28. Mason J, Pirmohamed M, Nunn T. Off-label and unlicensed medicine use

and adverse drug reactions in children: a narrative review of the literature. *Eur J Clin Pharmacol.* 2012;68(1):21–28

29. Schirm E, Tobi H, de Jong-van den Berg LT. Risk factors for unlicensed and off-label drug use in children outside the hospital. *Pediatrics.* 2003;111(2):291–295

30. Haslund-Krog S, Mathiasen R, Christensen HR, Holst H. The impact of legislation on drug substances used off-label in paediatric wards—a nationwide study. *Eur J Clin Pharmacol.* 2014;70(4):445–452

31. Olski TM, Lampus SF, Gherarducci G, Saint Raymond A. Three years of paediatric regulation in the European Union. *Eur J Clin Pharmacol.* 2011;67(3):245–252

32. Milne CP, Davis J. The pediatric studies initiative: after 15 years have we reached the limits of the law? *Clin Ther.* 2014;36(2):156–162

Questions

Question 01 : Quelles raisons avancées par les auteurs dans cet article justifient la réalisation de l'étude (plusieurs réponses justes possibles) ?

A. De nombreuses études ont montré que la prescription médicamenteuse chez l'enfant en médecine ambulatoire était hors AMM dans plus de 2/3 des cas
B. L'utilisation de médicaments hors AMM en pédiatrie expose à un risque accru d'effets indésirables médicamenteux
C. Les essais cliniques en pédiatrie sont encouragés depuis 2006 pour permettre le développement d'AMM spécifiques pédiatriques
D. L'utilisation hors AMM chez l'enfant se définit par la prescription d'un médicament contre-indiqué chez l'enfant
E. Les effets des médicaments observés chez l'enfant (efficacité et sécurité) peuvent être prédits à partir de ce qui est observé chez l'adulte.

Question 02 : Parmi les propositions suivantes, laquelle ou lesquelles selon vous qualifie(nt) l'étude présentée ?

A. Il s'agit d'une étude interventionnelle
B. Il s'agit d'une étude cas-témoins
C. Il s'agit d'une étude descriptive
D. Il s'agit d'une étude prospective
E. Il s'agit d'une étude observationnelle sur bases de données

Question 03 : L'étude s'intéresse aux pratiques de prescription en pédiatrie. Quelles sont les propositions vraies concernant cette étude ?

A. Les prescriptions auprès des enfants ont été identifiées à partir des délivrances des ordonnances en officine
B. L'étude renseigne sur les prescriptions chez l'enfant à l'hôpital
C. L'étude renseigne sur les prescriptions des médecins pédiatres puisqu'ils assurent à eux seuls plus de la moitié des prescriptions chez l'enfant en France
D. L'étude porte sur les prescriptions chez l'enfant quelles que soient les pathologies
E. Les médicaments les plus largement utilisés chez l'enfant concernent les classes des anti-infectieux et des antalgiques/antipyrétiques

Réponses aux questions 01 à 03

Question 01, Réponses justes : B, C

A : Faux, la prescription hors AMM en ambulatoire est de l'ordre de 40%

D : Faux, pas uniquement. La définition du hors AMM correspond au non respect des informations figurant dans le résumé des caractéristiques du produit (Summary Product Characteristics SPC), et peut donc inclure la voie d'administration, la dose, les indications, et également parfois le non respect des contre-indications

E : Faux, l'enfant n'est pas un adulte en miniature, et toutes les phases de développement et de maturation, de la naissance à l'âge adulte, ont un impact sur la pharmacocinétique et la pharmacodynamie, rendant inadaptée leur prédictibilité à partir des données adultes

Question 02, Réponse juste : D

Il s'agit d'une étude prospective en médecine générale

A et E : il s'agit d'une étude observationnelle – donc sans intervention – mais avec recueil de données auprès de médecins généralistes

B : ce n'est pas une étude cas-témoins

C : il s'agit d'une étude à visée explicative (relation entre hors AMM et effets indésirables médicamenteux

Question 03, Réponses justes : D, E

A, B, C : Faux, étude réalisée directement à partir d'un panel de médecins généralistes volontaires.

L'étude est réalisée en médecine générale car 3 enfants sur 4 sont suivis en médecine générale.

Question 04 : Quelles sont les caractéristiques de la population de l'étude ? Citez la ou les réponse(s) exacte(s).

A. La population cible de l'étude concernait les sujets de moins de 16 ans consultant en médecine ambulatoire dans la région Midi-Pyrénées
B. Seuls les enfants à partir de 6 mois ont été inclus dans l'étude
C. Les tranches d'âge retenues correspondent aux recommandations de classification de l'Organisation Mondiale de la Santé
D. Le découpage en classes d'âge permet d'avoir des effectifs de taille équivalente pour l'analyse de la prescription hors AMM
E. Les médecins devaient sélectionner le premier enfant vu en consultation pendant une semaine

Question 05 : Les auteurs ont choisi de recruter les médecins généralistes parmi ceux impliqués dans la formation des internes. A votre avis, quelles pouvaient être les motivations pour ce choix ?

A. Éviter un éventuel biais de sélection
B. Praticité pour identifier et recruter les médecins participants
C. L'inclusion de médecins impliqués dans la formation des internes permettait de ne pas sous-estimer le taux réel de hors-AMM dans la région
D. Améliorer le taux de participation des médecins invités à participer
E. Assurer la transposabilité de l'étude à l'ensemble des médecins généralistes français en exercice libéral

Question 06 : Concernant la définition de la prescription hors AMM par les auteurs, quelle est (quelles sont) la (les) proposition(s) exacte(s) ?

A. Les contre-indications ont été prises en compte comme du hors AMM lorsqu'elles étaient explicitement indiquées dans le résumé des caractéristiques du produit (RCP, en anglais *Summary Product Characteristics, SPC*)
B. Pour définir le hors AMM selon la dose chez l'enfant, les auteurs ont considéré strictement la dose prescrite à l'enfant en fonction de son poids
C. L'administration par voie orale d'une forme injectable est considérée comme hors AMM

D. En cas d'indication non mentionnée dans le RCP, la prescription était toujours considérée comme hors AMM
E. Le RCP correspond aux mentions officielles de l'AMM

Réponses aux questions 04 à 06

Question 04, Réponse juste : A

B : Faux, tous les enfants de 0 à 16 ans pouvaient être inclus.

C et D : Faux, le découpage en classes d'âge répond aux recommandations ICH (*International Conference on Harmonisation*) pour l'évaluation des médicaments chez l'enfant. Ce découpage correspond globalement aux grandes phases de développement et de maturation chez l'enfant, qui peuvent avoir un impact sur les effets des médicaments.

E : Faux, les médecins devaient inclure tous les enfants consécutivement.

Question 05, Réponses justes : B, D

A : Faux, au contraire, le recrutement de médecins impliqués dans la formation des étudiants expose au biais de sélection

C et E : ce biais de sélection conduit à se poser la question d'une sous-estimation de la part de hors AMM, les médecins maîtres de stage étant potentiellement plus sensibles au respect des recommandations. Par ailleurs cette sélection conduit à s'interroger sur la transposabilité à l'ensemble des régions, et au sein des régions à l'ensemble des praticiens.

Question 06, Réponses justes : A, C, E

B et D : Faux, les auteurs n'ont pas considéré strictement le hors AMM (marge de +/- 20% pour la dose, acceptation de la prescription d'anti infectieux dans des pathologies potentiellement virales pour suspicion de surinfection bactérienne).

Question 07: *"However, for antibiotics, where the indication specified by the physician was a viral infection (rhinopharyngitis, laryngitis, tracheitis), the indication was considered labeled, with the assumption that the prescriber suspected a bacterial superinfection".* Pourquoi, d'après vous les auteurs ont-ils fait cette hypothèse :

A. Éviter la classification systématique de stratégies de prescription conformes à l'AMM en hors-AMM
B. Éviter de sous-estimer le hors-AMM dans le contexte de prescriptions probablement hors-AMM
C. Éviter de surestimer le hors-AMM dans le contexte de prescriptions probablement conformes à l'AMM
D. La plupart des infections de la sphère ORL et respiratoires hautes chez l'enfant sont d'origine bactérienne
E. La problématique du hors AMM pour l'amoxicilline chez l'enfant concerne principalement la voie d'administration

Question 08 : Dans l'étude, les effets indésirables potentiellement liés aux prescriptions enregistrées en médecine ambulatoire, et survenus dans les 10 jours suivant la consultation enregistrée dans l'étude, ont été relevés par le médecin généraliste, et transmis au centre régional de pharmacovigilance. Quels sont les biais qui peuvent survenir dans l'identification de ces effets indésirables?

A. Biais de confusion
B. Biais de sous-notification
C. Biais de mesure
D. Biais d'attrition
E. Biais d'indication

Question 09: Les auteurs ont estimé que l'étude devait inclure au moins 922 sujets de moins de 16 ans. Quelle est (quelles sont) la (les) proposition(s) exacte(s) ?

A. Pour avoir un effectif similaire à l'étude réalisée en 2000 dans la même région, qui avait montré que 42% des enfants avaient fait un effet indésirable
B. Cet effectif a été calculé pour pouvoir détecter une augmentation du risque de prescription hors AMM avec une puissance maximum de 80%

C. Puisqu'il s'agit d'une étude observationnelle en médecine ambulatoire, il n'est pas utile de prévoir l'effectif de l'étude

D. Cet effectif a été calculé pour mettre en évidence avec une puissance de 80% et un risque alpha (α) de 5% au moins la même augmentation du risque d'effets indésirables liés à la prescription hors AMM que celle observée dans l'étude de 2000 de Horen et al.

E. L'effectif de 922 enfants de moins de 16 ans correspond à l'effectif attendu de patients pédiatriques vus en consultation par les médecins maitres de stages dans la région Midi-Pyrénées en 3 mois

Réponses aux questions 07 à 09

Question 07, Réponses justes : A, C

B : Faux, au contraire, c'est le pendant de la réponse A, puisque les auteurs ont fait l'hypothèse que si les médecins mettaient en face d'une indication d'une pathologie d'origine virale un médicament antibiotique, c'est qu'ils prévoyaient une surinfection bactérienne.

D : Faux, d'originale virale.

E : Faux, la problématique concerne soit l'indication (infection virale) ou la dose inadaptée.

Question 08, Réponses justes : B, C, D

Les biais majeurs pour l'identification des effets indésirables sont les biais de sous-notification (le médecin n'enregistre pas un effet indésirable lié à sa prescription), de mesure (le médecin ou les parents ne font pas la relation entre un événement particulier et un effet du ou des médicaments), d'attrition (lié à la perte d'information : le médecin ne revoit pas l'enfant, ou les parents n'informent pas le médecin parce qu'ils sont mécontents, ou l'enfant est hospitalisé pour un effet lié à la prescription mais le médecin n'en est pas informé).

A et E : l'identification des effets indésirables n'est pas impactée par ces biais.

Question 09, Réponse juste : D

A : Partiellement faux, les données de l'étude réalisée en 2000 ont permis de planifier l'étude présentée ici.

B : Faux, l'étude n'a pas été planifiée sur un objectif d'une augmentation du hors AMM, et de toute façon, l'information donnée est insuffisante (risques statistiques, α et β, différence attendue et variabilité du critère, ici un risque relatif et un pourcentage attendu, 4 éléments indispensables pour le calcul d'effectif)

C et E : Faux, il est très utile de planifier la taille de l'étude pour éviter une étude inutilisable, et il est aussi intéressant d'avoir une idée de l'effectif réalisable avant de commencer (réponse E).

Question 10 : Concernant les caractéristiques de la population incluse dans l'étude, quelle est (quelles sont) la (les) proposition(s) exacte(s) ?

A. Parmi les 2313 enfants inclus, 1960 avaient reçu au moins une prescription hors AMM
B. La majorité des enfants inclus dans l'étude avait moins de 2 ans
C. Le nombre moyen de médicaments prescrits par enfant était de 2
D. Plus de 37% des médicaments étaient prescrits hors AMM
E. Les motifs de consultation les plus fréquents correspondaient à des troubles du système respiratoire

Question 11 : Les auteurs indiquent qu'ils ont comparé les prescriptions recueillies dans l'étude à celle enregistrées dans les bases l'assurance maladie pour la période et la zone correspondante. Quel type de biais est évalué dans ce cas ?

A. Biais de confusion
B. Biais de mémorisation
C. Biais d'attrition
D. Biais de sélection
E. Biais d'indication

Question 12 : Les auteurs ont réalisé une analyse multivariée pour rechercher les facteurs associés à la prescription hors AMM dans l'étude. Quelle est (quelles sont) la (les) proposition(s) exacte(s) ?

A. Il s'agit d'une analyse en sous-groupe
B. Cette analyse n'est pas licite car elle participe à l'inflation du risque alpha et peut compromettre l'analyse de la relation entre la prescription hors AMM et le risque d'effets indésirables médicamenteux
C. L'âge entre 2 et 11 ans est un facteur de risque de hors AMM
D. Plus un enfant reçoit de médicaments, plus il est à risque d'être exposé à une prescription hors AMM
E. Les enfants recevant des prescriptions pour la prise en charge de symptômes non spécifiques sont plus à risque de recevoir une prescription hors AMM

Réponses aux questions 10 à 12

Question 10, Réponses justes : C, E

A : Faux, c'est l'effectif des enfants qui ont eu au moins une prescription médicamenteuse.

B : Faux, la majorité avait entre 2 et 11 ans.

D : Faux, 37% correspond au pourcentage d'enfants exposés à au moins un médicament hors AMM.

Question 11, Réponse juste : D

Les autres propositions sont fausses, car la comparaison avec les données de l'assurance maladie permet de vérifier que les prescriptions réalisées par les médecins généralistes maitres de stage ayant participé à l'étude ne s'éloignent pas trop en qualité de l'ensemble des prescriptions dans la région pendant la période de l'étude. Cela ne renseigne en rien sur le biais de confusion, le biais de mémorisation (l'étude n'est pas rétrospective, les prescriptions et les effets indésirables ne sont pas recueillis a posteriori ; ce biais n'est donc pas présent dans cette étude), le biais d'attrition (on n'a aucune information sur les enfants éventuellement perdus de vue après la consultation d'inclusion), le biais d'indication (nous n'avons pas d'hypothèse sur une éventuelle relation entre une plus forte probabilité de prescrire hors AMM chez des enfants à risque d'effets indésirables médicamenteux).

Question 12, Réponse juste : D

A : Faux, cette analyse correspond à l'objectif de caractérisation de la prescription hors AMM. Ce n'est pas la question centrale de l'étude, mais cette analyse permet d'avoir une idée des mesures de réduction du hors AMM que l'on pourrait proposer ou étudier dans des travaux ultérieurs.

B : Faux, c'est une analyse multivariée qui tient compte des variables disponibles de façon simultanée et potentiellement associées au hors AMM. Cette analyse est utile car les facteurs identifiés pourraient constituer des facteurs de confusion pour l'analyse de la relation hors AMM et effets indésirables.

C : Faux, il n'y a pas d'association statistiquement significative avec l'âge.

E : Faux, c'est le contraire.

Question 13 : Compte tenu que 22% des enfants ont reçu des prescriptions d'anti-infectieux, et que les auteurs n'ont pas systématiquement catégorisé ces prescriptions en hors AMM si le médecin avait clairement indiqué une affection probablement virale, il est possible que la prescription hors AMM soit sous-estimée. Quelles autres analyses complémentaires auraient pu être pertinentes dans ce cas ?

A. Analyse de sensibilité excluant les prescriptions d'antibiotiques
B. Analyse de sensibilité excluant les patients atteints de pathologie d'origine virale
C. Analyse de sensibilité considérant toutes les prescriptions d'antibiotiques dans le cadre d'affection virale comme hors-AMM
D. Analyse de sensibilité considérant toutes les prescriptions d'antibiotiques dans le cadre d'affection virale comme non hors-AMM
E. Analyse de sensibilité considérant toutes les prescriptions d'antibiotiques dans le cadre d'affection bactérienne comme conformes à l'AMM

Question 14 : "*Incidence observed in our study appears to be consistent with those reported in outpatient settings.*" Les auteurs rapportent des taux relativement comparables d'effets indésirables avec la littérature. Quels sont les facteurs qui, d'après vous, auraient pu expliquer une différence plus importante dans les taux d'effets indésirables rapportés ?

A. Définition du hors-AMM
B. Définition des effets indésirables inclus
C. Âge de la population d'étude
D. Type de médicaments considérés
E. Étude réalisée en milieu hospitalier

Question 15 : Contrairement aux conclusions de leur précédente étude, les auteurs ne mettent pas en évidence de relation significative entre hors-AMM et survenue d'événement indésirable. Quelles peuvent en être les raisons ?

A. Les taux de hors-AMM sont beaucoup plus faibles que lors de la première étude (Horen)
B. Les taux de survenue d'événements indésirables sont beaucoup plus faibles que lors de la première étude
C. L'étude n'a pas inclus un nombre suffisant d'enfants
D. Le type de médicament prescrit a évolué
E. Le type de hors-AMM retrouvé a évolué

Réponses aux questions 13 à 15

Question 13, Réponses justes : C, D

A, B, E : Faux, les analyses de sensibilité ont pour objectif de vérifier si la modification du classement hors AMM influence le résultat final. Ici, les auteurs ont fait l'hypothèse que dans les conditions citées, le médecin généraliste prescrivait un antibiotique pour une affection réputée virale car les conditions générales lui faisaient soupçonner une surinfection probable. Une analyse de sensibilité en faisant des hypothèses sur des biais extrêmes (toutes ces infections étaient virales et donc la prescription était hors AMM, et toutes ces infections étaient des surinfections et donc la prescription était dans l'AMM) aurait pu permettre de vérifier si ce choix n'était pas trop biaisé (si par exemple les résultats restaient globalement proches quelle que soit l'analyse).

Question 14, Réponses justes : Toutes

Question 15, Réponses justes : D, E

A : Faux, le taux de hors AMM n'a pas diminué de façon importante

B : Faux, l'incidence des effets indésirables n'a pas diminué et était proche de ce que l'on observe en médecine ambulatoire

C : Faux, le nombre de sujets prévus devait permettre de mettre en évidence une relation si le risque relatif d'effets indésirables estimé dans la première étude d'Horen et al était valide. Cependant, comme le type de médicaments prescrits et le type de hors AMM a évolué (certains médicaments ont été retirés du marché et de fait ne peuvent plus être utilisés hors AMM ; les pratiques de prescription, notamment des antibiotiques se sont globalement améliorées), la taille de l'effet n'est probablement plus la même.

Practice test # 2

EFFECT OF ASCORBIC ACID IN PATIENTS WITH CHARCOT–MARIE–TOOTH DISEASE TYPE 1A: A MULTICENTRE, RANDOMISED, DOUBLE-BLIND, PLACEBO-CONTROLLED TRIAL

Cet article n'est pas accessible gratuitement sur le site du journal, il peut être accessible via une bibliothèque universitaire, ou un institut de recherche.

L'article est reproduit intégralement dans l'ouvrage, nous souhaitons remercier les auteurs, et en particulier le Professeur Joëlle Micallef (Marseille), pour nous avoir accordé la permission d'utiliser ce travail de recherche.

Effect of ascorbic acid in patients with Charcot–Marie–Tooth disease type 1A: a multicentre, randomised, double-blind, placebo-controlled trial

Joëlle Micallef, Shahram Attarian, Odile Dubourg, Pierre-Marie Gonnaud, Jean-Yves Hogrel, Tanya Stojkovic, Rafaelle Bernard, Elisabeth Jouve, Severine Pitel, Francois Vacherot, Jean-Francois Remec, Laurent Jomir, Eric Azabou, Mahmoud Al-Moussawi, Marie-Noëlle Lefebvre, Laurence Attolini, Sadek Yaici, Daniel Tanesse, Michel Fontes, Jean Pouget, Olivier Blin

Summary

Background Charcot–Marie–Tooth disease type 1A (CMT1A) is a hereditary peripheral neuropathy that affects roughly one in 5000 births. No specific therapy currently exists for this degenerative disorder, which is characterised by distal progressive muscle atrophy and sensory loss, although ascorbic acid has been shown to reduce demyelination and improve muscle function in a transgenic mouse model of CMT1A. We tested the safety and efficacy of ascorbic acid in adults with CMT1A.

Methods This 12-month, randomised, double-blind, placebo-controlled study was undertaken between September, 2005, and October, 2008. Patients diagnosed with CMT1A according to clinical examination and confirmation by genotyping were randomly assigned in a 1:1:1 ratio to receive 1 g ascorbic acid per day, 3 g ascorbic acid per day, or placebo. Treatment allocation was based on a computer-generated list of random numbers in blocks of 12, with stratification according to study site and sex; all investigators and participants were unaware of treatment allocation. The primary outcome was the Charcot–Marie–Tooth disease neuropathy score (CMTNS) at 12 months. Analysis was by intention to treat. This study is registered with the Orphanet Database, number ORPHA60779.

Findings The median change in CMTNS from baseline to 12 months was 0·5 points (95% CI –0·3 to 1·4) for the placebo group (n=62), 0·7 points (0·0 to 1·4) for the 1 g ascorbic acid group (n=56), and –0·4 points (–1·2 to 0·4) for the 3 g ascorbic acid group (n=61). We did not find any significant difference in these changes between the groups (p=0·14). The occurrence of adverse events did not differ between the groups (p=0·74).

Interpretation Ascorbic acid at both doses was safe and well tolerated in adults with CMT1A over 12 months. However, there were no significant differences between the groups and the efficacy of ascorbic acid was not shown.

Funding French Ministry of Health (National PHRC 2004) and Association Française Contre les Myopathies.

Lancet Neurol 2009; 8: 1103–10

Published Online October 8, 2009 DOI:10.1016/S1474-4422(09)70260-1

See Reflection and Reaction page 1075

CIC-UPCET, CHU La Timone, AP-HM, UMR CNRS-Université de la Méditerranée 6193, Marseille, France (J Micallef MD, O Blin MD); **Service de Neurologie et Maladies Neuromusculaires, CHU La Timone, Marseille, France** (S Attarian MD, J Pouget MD, F Vacherot PT); **Centre de Référence des Maladies Neuromusculaires de Paris Est, Service d'Exploration Fonctionnelle, Neurologie, Hôpital de la Salpêtrière, AP-HP, Paris, France** (O Dubourg MD, T Stojkovic MD); **Service d'Explorations et Consultations Neurologiques, Groupe Hospitalier Sud, INSERM, CIC201, Hospices Civils de Lyon, Lyon, France** (P-M Gonnaud MD, L Jomir MD, E Azabou MD, M Al-Moussawi MD, J-F Remec PT); **Institut de Myologie, Université Paris 6 UMR S974, INSERM U974, CNRS UMR 7215, GH Pitié-Salpêtrière, Paris, France** (J-Y Hogrel PhD); **CIC, GH Pitié-Salpêtrière, Paris, France** (S Yaici MD); **Laboratoire de Génétique Moléculaire, Département de Génétique Médicale, Hôpital d'Enfants de la Timone, Marseille, France** (R Bernard PhD); **CIC-UPCET, CHU La Timone, AP-HM, Marseille, France** (E Jouve BSN, M-N Lefebvre MD, L Attolini PhD); **Qualissima, Marseille, France** (S Pitel PhD); **Charcot-Marie-Tooth France Association, Lempdes, France** (D Tanesse); **and EA4263, Thérapie des Maladies Génétiques, Faculté de Médecine de la Timone, Marseille, France** (M Fontes PhD)

Introduction

Charcot–Marie–Tooth disease is one of the most common hereditary peripheral neuropathies, affecting around one in 2500 births.[1] The most common form is CMT1A, which affects roughly one in 5000 births.[1–3] CMT1A is a chronic and progressive degenerative disorder that results in muscle atrophy, distal sensory loss, and weakness, with reduced tendon reflexes and variable foot deformity. An autosomal dominant disorder, CMT1A is associated with the duplication of a 1·5 Mb region of the short arm of chromosome 17, which includes the myelin protein 22 gene, *PMP22*.[4–8] Missense mutations in the *PMP22* gene sequence can induce the same phenotype, indicating that aberrant expression of *PMP22* is the cause of CMT1A.[9,10] Although the functions of *PMP22* are largely unknown, studies have shown it is needed for the formation and maintenance of myelin in the peripheral nervous system.[11,12] There is currently no disease-modifying treatment for CMT1A, and only symptomatic or palliative treatments are available, such as physiotherapy or surgery for skeletal deformities and tendon tightening.[13,14]

Studies in transgenic rat[15] and mouse[16] models have provided evidence that CMT1A is caused by overexpression of PMP22. By using a yeast artificial chromosome transgenic murine line that mimics the human CMT1A disorder,[16,17] Passage and colleagues[18] have shown that treatment with large doses of ascorbic acid can induce a substantial improvement in the CMT1A phenotype, with increased locomotion and lifespan, remyelination of the sciatic nerve, and inhibition of the cAMP-mediated stimulation of human PMP22 expression. These findings suggest that the Charcot–Marie–Tooth phenotype could be reversed by the action of ascorbic acid on PMP22 expression.[19] Ascorbic acid can inhibit cAMP-dependent PMP22 expression in a dose-dependent and specific manner[20] and is a competitive inhibitor of adenylate cyclase activity;[21] these recently discovered properties are probably the cause of a decrease in PMP22 expression, leading to phenotypic correction. On the basis of these data, orphan designation was granted by the European Commission for the treatment of CMT1A with ascorbic acid in 2008.[22] In view of the aforementioned studies in animals and the well known innocuity of large doses of

Correspondence to:
Olivier Blin, CIC-UPCET,
CHU La Timone, Marseille, France
olivier.blin@ap-hm.fr

ascorbic acid in humans,[23,24] we aimed to test the safety and efficacy of ascorbic acid in adult patients with CMT1A.

Methods

Patients

Patients were recruited into this double-blind, randomised, placebo-controlled, parallel-group, multicentre trial at three hospital sites in France (Marseille, Lyon, and Paris) from September, 2005, to September, 2007; the study ended in October, 2008. Inclusion criteria were age 18–70 years, a CMT1A diagnosis according to clinical examination and confirmation by genotyping (duplication in 17p11.2), and at least one motor symptom or sign (gait disorder, distal amyotrophy, foot deformation, or distal muscle weakness). Key exclusion criteria were any cause of neuropathy other than CMT1A (such as diabetes or drug-induced neuropathy), medical history of kidney stones, hypersensitivity or intolerance to ascorbic acid or lactose, known uncorrected oxalosis, cardiovascular disease, or history of poliomyelitis or radiotherapy. Patients were also excluded if they had a serious illness or a medical condition that was not stabilised or could need hospitalisation, such as renal insufficiency or liver disease. We also excluded patients for whom supplementation of ascorbic acid was contraindicated, such as those with a known history of glucose-6-phosphate dehydrogenase deficiency (risk of haemolysis) or with a history of haemochromatosis or major thalassaemia, with an iron saturation ratio of transferrin of more than 45% (risk of acute cardiac toxicity). Women of childbearing age were excluded if they were pregnant, breastfeeding, or not using adequate contraception; for women who were included, an accepted method of contraception was to be used throughout the study.

For more on the **sequence generation procedure** see http://www.randomization.com

The protocol was approved by the local ethics committee and regulatory authority (Agence Française de Sécurité Sanitaire des Produits de Santé). The study was done in accordance with the Declaration of Helsinki, and all patients gave written informed consent before participation.

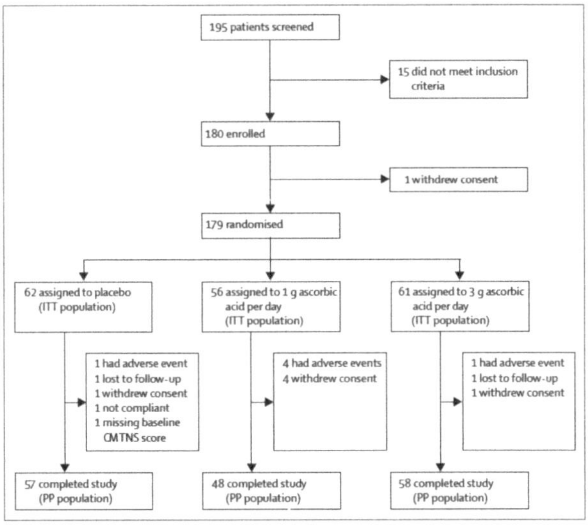

Figure 1: Trial profile
ITT=intention to treat. PP=per protocol.

Randomisation and masking

After a screening visit, eligible patients were randomly assigned in a 1:1:1 ratio to receive daily 1 g ascorbic acid, 3 g ascorbic acid, or placebo. Randomisation was done in blocks of 12, and stratified according to study site and sex to maintain statistical power for these subanalyses. The randomisation sequence was generated using randomization.com by CLIPA Clinical Packaging, an independent contract research organisation. To obtain stratification with regard to sex, men were given the lowest treatment allocation number available in the centre at baseline, whereas women received the highest treatment allocation number. Active treatment and placebo were prepared by CLIPA Clinical Packaging. Ascorbic acid was administered as a hard gelatine capsule of 1000 mg, and placebo as a hard gelatine capsule of 1000 mg lactose that was of identical appearance, weight, and taste to the active treatment. Daily doses for all treatment groups were supplied as three capsules. Both patients and investigators were unaware of the treatment allocation. The randomisation list was sent by CLIPA Clinical Packaging to the Department of Biometry, CIC-UPCET, Marseille, France (to EJ) after the database was frozen for statistical analysis.

Procedures

Patients received 1 g ascorbic acid per day, 3 g ascorbic acid per day, or placebo, for 12 months; treatment began the day after randomisation and ended the day of the 12-month visit. All patients took three capsules per day, in a single administration, before breakfast. On the basis of animal studies showing that high doses of ascorbic acid might be required, we assessed the maximum dose that has been registered in France (3 g daily) and a lower dose to assess the minimum efficacious dose. Other use of vitamins and neurotoxic drugs was not permitted during the study. Use of benzodiazepines with short half-life and chronic medications (eg, antihypertension treatment, selective serotonin reuptake inhibitors, and tricyclic antidepressants) were allowed but had to be avoided for 24 h before the day of testing.

The primary outcome was the effect of ascorbic acid on the Charcot–Marie–Tooth neuropathy score (CMTNS).

The CMTNS was designed to measure impairment in Charcot–Marie–Tooth disease and to provide a validated quantitative method of measuring neuropathy progression.[25–27] It consists of a combined scoring system of seven clinical items (sensitive and motor) and two electroneuromyographic items (maximum score 36). Patients with mild disability typically have a CMTNS of 1–10, those with a moderate disability a score of 11–20, and those with severe disability a score of 21 or more.[25] Electrophysiological examination was done at 32°C using a Viking Select Electromyography machine (Nicolet, Madison, WI, USA) in Paris and Marseille, a Medelec Sapphire machine (Oxford Instruments, Surrey, UK) in Lyon, and surface electrodes at all sites. The ulnar nerve on the non-dominant side was tested at baseline and throughout the follow-up. The compound muscle action potential was obtained by stimulating the ulnar nerve at the wrist; responses were recorded over the abductor digiti minimi, and negative peak was measured. The sensory nerve action potential was obtained by stimulating the ulnar nerve at the wrist, using an antidromic method, and baseline-to-peak amplitude was measured. The Charcot–Marie–Tooth examination score (CMTES) represents the CMTNS without the electroneuromyographic items; the maximum CMTES is 28.[28]

Secondary outcomes were the effect of ascorbic acid on: muscle strength, assessed by quantified muscular testing (QMT) bilaterally for ankle dorsiflexion and hand grip (this approach has been used to assess motor strength in facioscapulohumeral dystrophy and other neuromuscular disorders[29,30]); gait velocity, assessed as time to walk 10 m barefoot without aid or orthosis; disability or functional handicap, assessed using the overall disability sum score;[31] quality of life, assessed with the medical outcome study short form 36 (SF-36); visual analogue scales to assess fatigue, pain, cramps, and difficulties in walking, on the basis of advice from the Charcot–Marie–Tooth French Association; and the clinical global impression severity scale (CGI-S; other CGI scales were not relevant at baseline). In parallel, we monitored the safety of ascorbic acid during treatment and the 30 days after the last day of treatment, by adverse event reports from patients, laboratory tests (biochemistry and haematology), urine dipstick tests, and

	Placebo (n=62)	1 g ascorbic acid per day (n=56)	3 g ascorbic acid per day (n=61)	Total (n=179)
Age (years)	45 (36–58)	48 (34–56)	48 (40–54)	48 (36–56)
Women	38 (61%)	34 (61%)	38 (62%)	110 (62%)
Duration of disease (years)	38 (24–47)	32 (21–47)	39 (27–45)	36 (24–47)
Handicap severity*				
Mild disability	14 (23%)	5 (9%)	5 (8%)	24 (14%)
Moderate disability	35 (57%)	45 (80%)	47 (77%)	127 (71%)
Severe disability	12 (20%)	6 (11%)	9 (15%)	27 (15%)
CMTNS				
CMTNS total score	15·7 (5·6)	16·0 (4·1)	15·8 (4·2)	15·8 (4·7)
CMTES	10·9 (4·8)	10·9 (3·7)	10·6 (3·5)	10·8 (4·1)
QMT				
Left hand grip (kg)	18·1 (14·5–23·7)	18·6 (13·9–28·6)	17·2 (13·6–22·1)	17·9 (13·8–24·7)
Right hand grip (kg)	19·3 (14·9–23·6)	19·1 (14·6–29·9)	18·2 (13·9–23·0)	19·1 (14·2–25·9)
Left ankle dorsiflexion (kg)	6·3 (2·5–9·7)	5·5 (3·3–8·9)	6·7 (3·3–9·6)	6·1 (3·0–9·4)
Right ankle dorsiflexion (kg)	7·0 (4·0–10·7)	5·9 (3·7–9·1)	6·5 (4·1–11·5)	6·3 (3·8–10·7)
Overall disability sum score	4 (3–4)	4 (3–4)	4 (3–4)	4 (3–4)
Time to walk 10 m (s)	8 (7–10)	9 (8–11)	9 (7–10)	8 (7–10)
SF-36				
Physical score composite	38·9 (32·8–44·9)	37·3 (31·8–45·1)	40·6 (32·7–47·5)	39·3 (32·6–46·0)
Psychological score composite	42·7 (36·2–50·3)	46·2 (38·1–52·8)	44·5 (34·0–52·3)	44·7 (36·2–52·3)
Visual analogue scales				
Tiredness	63 (34–73)	53 (34–72)	60 (32–71)	60 (33–72)
Physical pains	37 (17–67)	50 (26–64)	33 (13–64)	44 (17–66)
Cramps and contraction	35 (9–65)	41 (16–69)	30 (7–71)	34 (8–68)
Walking difficulties	43 (14–75)	49 (29–77)	52 (19–74)	49 (19–75)
CGI-S	4 (3–4)	4 (3–4)	4 (3–4)	4 (3–4)

Data are mean (SD), median (IQR), or number (%). CMTNS=Charcot-Marie-Tooth neuropathy score. CMTES=Charcot-Marie-Tooth examination score. QMT=quantified muscular testing. SF-36=medical outcome study short form 36. CGI-S=clinical global impression severity scale. *Handicap severity is defined by CMTNS total score: mild=1–10, moderate=11–20, and severe ≥21; compared using χ^2 test.

***Table 1*: Baseline characteristics**

electrocardiograms (ECG). Serious adverse events were reported by study investigators; these included death and events that were life-threatening, were persistently or permanently disabling, led to admission to hospital, or prolonged stay in hospital.

	Placebo (n=62)	1 g ascorbic acid per day (n=56)	3 g ascorbic acid per day (n=61)	p*
CMTNS				
CMTNS total				0·14
Baseline	15·7 (5·6)	16·0 (4·1)	15·8 (4·2)	
12 months	16·4 (5·8)	16·7 (3·6)	15·4 (5·1)	
Change	0·5 (−0·3 to 1·4)	0·7 (0·0 to 1·4)	−0·4 (−1·2 to 0·4)	
CMTES				0·02
Baseline	10·9 (4·8)	10·9 (3·7)	10·6 (3·5)	
12 months	12·0 (4·4)	11·6 (3·4)	10·4 (4·0)	
Change	0·9 (0·1 to 1·7)	0·7 (0·1 to 1·3)	−0·1 (−0·8 to 0·6)	
CMTNS subsets				
Sensory symptoms				0·49
Baseline	1 (0 to 2)	1 (0 to 2)	1 (0 to 2)	
12 months	1 (0 to 2)	1 (0 to 2)	1 (0 to 2)	
Change	0·0 (−0·2 to 0·3)	−0·1 (−0·3 to 0·2)	−0·3 (−0·6 to 0·1)	
Motor symptoms, legs				0·70
Baseline	1 (1 to 2)	1·5 (1 to 2)	1 (1 to 2)	
12 months	1 (1 to 2)	1 (1 to 2)	1 (1 to 2)	
Change	0·1 (−0·1 to 0·3)	−0·2 (−0·4 to 0·1)	−0·1 (−0·3 to 0·0)	
Motor symptoms, arms				0·81
Baseline	1 (0 to 1)	1 (0 to 1)	1 (0 to 1)	
12 months	1 (0 to 1)	1 (0 to 1)	1 (0 to 1)	
Change	0·0 (−0·2 to 0·1)	0·0 (−0·2 to 0·1)	0·0 (−0·1 to 0·2)	
Pin sensibility				0·02
Baseline	2 (1 to 3)	2 (1 to 3)	2 (1 to 3)	
12 months	2 (2 to 4)	2 (2 to 4)	2 (1 to 3)	
Change	0·4 (0·1 to 0·7)	0·5 (0·2 to 0·7)	0·0 (−0·3 to 0·3)	
Vibrations				0·12
At baseline	2 (1 to 3)	2 (1 to 2)	1 (1 to 2)	
At 12 months	2 (1 to 3)	2 (2 to 2)	2 (1 to 3)	
Change	0·4 (0·2 to 0·7)	0·3 (0·1 to 0·6)	0·2 (−0·0 to 0·4)	
Strength, legs				0·51
Baseline	2 (1 to 3)	2 (1 to 3)	2 (1 to 3)	
12 months	2 (1 to 2)	2 (1 to 3)	2 (1 to 2)	
Change	−0·1 (−0·2 to 0·2)	0·0 (−0·2 to 0·2)	−0·1 (−0·3 to 0·1)	
Strength, arms				0·71
Baseline	2 (1 to 2)	2 (1 to 2)	2 (1 to 2)	
12 months	2 (1 to 2)	2 (1 to 2)	2 (1 to 2)	
Change	0·0 (−0·2 to 0·2)	0·2 (0·1 to 0·4)	0·1 (0·0 to 0·3)	
Ulnar CMAP				0·70
Baseline	1 (1 to 2)	2 (1 to 2)	2 (1 to 3)	
12 months	1 (0 to 2)	1 (1 to 2)	2 (1 to 2)	
Change	0·0 (−0·2 to 0·2)	0·0 (−0·3 to 0·1)	0·0 (−0·2 to 0·1)	
Ulnar SNAP				0·04
Baseline	4 (3 to 4)	4 (3 to 4)	4 (3 to 4)	
12 months	4 (2 to 4)	4 (3 to 4)	4 (3 to 4)	
Change	−0·4 (−0·7 to 0·0)	0·0 (−0·3 to 0·3)	−0·2 (−0·5 to 0·0)	

(Continued on next page)

Pharmacodynamic assessments were done at baseline and 3, 6, and 12 months after randomisation. A follow-up visit consisting of a clinical examination and adverse event records was done 30 days after the last day of treatment. Clinical examination, weight, and vital signs were recorded at screening, baseline, 3, 6, 12 months, and follow-up visits. Blood chemistry, haematology, and ECG recordings were done at screening and at 12 months. Urinalysis was done at screening, at baseline, and at 3, 6, and 12 months. Concomitant medications and adverse events were recorded at each visit. Capsule counts were also undertaken at all visits to monitor treatment compliance. Plasma concentration of ascorbic acid at every visit was measured using high-performance liquid chromatography in a central laboratory. All patient data related to the trial were recorded on case report forms, which were reviewed with the patients' examination results by the independent trial monitor. After validation, all results were double-entered into an EpiData database (version 3.1). Data entry was controlled for consistency by use of SAS version 9.1.3, according to the protocol and data management plan.

Statistical analysis

Before the start of this study, data for 24 patients with CMT1A gave a mean CMTNS of 15·5 (SD 7·64, range 3–32).[25] No data for the average increase of CMTNS per year were available. We estimated that a sample size of 51 patients per group would provide 90% power to detect a five-point difference on CMTNS between treatment groups (unpaired *t*-test hypothesis), considering a two-sided α level of 0·05 and a standard deviation of 7·64 in the three groups. In view of the risk of dropout from the study, the number of patients needed was estimated to be 60 per group (total 180 patients). Analyses were done on the intention-to-treat population.

At baseline, characteristics were compared using Kruskal-Wallis or analysis of variance (ANOVA; only for CMTNS and CMTES) for quantitative parameters, and using χ^2 test or Fisher's exact test for qualitative parameters. For efficacy analysis and ascorbic acid concentrations, we used analysis of covariance (ANCOVA), with treatment group as the fixed factor and the baseline value of the corresponding score and duration of disease as the covariable. The main analysis of efficacy was CMTNS at 12 months. Safety analysis was based on the reported treatment-emergent adverse events and other safety information (laboratory tests, vital signs, and ECG). Each adverse event was coded to a so-called preferred term and associated system organ, according to an established and validated adverse reaction dictionary (MedDRA, version 11). Endpoints for treatment-emergent adverse events were number of patients with: at least one event; an event under each recorded a preferred term; or an event under each recorded system-organ class.

Statistical analyses were done using SAS version 9.1.3. This study is registered in the Orphanet Database, number ORPHA60779.

Role of the funding source

The sponsors had no role in the study design, data collection, data analysis, data interpretation, or the writing of the report. All authors had full access to the data in the study and had final responsibility for the decision to submit for publication.

Results

15 of the 195 patients initially screened did not meet the inclusion criteria, and one patient withdrew (figure 1). 179 patients were treated with placebo (n=62), 1 g ascorbic acid (n=56), or 3 g ascorbic acid (n=61). 163 patients completed the study (figure 1). Baseline characteristics were similar in all three groups (table 1). Mean age was 45·1 years (SD 13·0), and 62% of patients were women. The mean duration of the disease was 34·7 years (14·3) and the mean CMTNS was 15·8 (4·7). The median values of QMT, gait velocity, overall disability sum score, SF-36, visual analogue scales, and ascorbic acid plasma concentrations were similar in the three groups (table 2, table 3).

There was no significant difference between groups in the CMTNS after 12 months (figure 2A, table 2). No significant differences were seen between treatment groups in the changes from baseline to month 12 in QMT, gait velocity, overall disability sum score, SF-36, CGI-S, and visual analogue scales (table 2, table 3). At 12 months, plasma concentrations of ascorbic acid were significantly different between groups, with the highest mean in the group treated with 3 g ascorbic acid (table 3). The mean calculated compliance with treatment was 97·9%, and there was no difference between groups. In a post-hoc analysis of the CMTES, there was a significant difference (p=0·02) between study groups after 12 months of treatment (table 2, figure 2B).

Six adverse events were given as the reason for withdrawal (cystitis, myalgia, gastralgia, depression, colitis, and insomnia; figure 1). 24 serious adverse events were recorded in 22 patients (eight patients in the placebo group, seven in the 1 g ascorbic acid group, and seven in the 3 g ascorbic acid group). These events were mainly orthopaedic and gynaecological surgeries, none of which was deemed by the investigator to be related to the treatment. 896 adverse events were reported, of which 831 occurred during the treatment period. These events occurred in 158 patients (89%): 55 (89%) patients in the placebo group, 47 (89%) in the 1 g ascorbic acid group, and 56 (92%) in the 3 g ascorbic acid group. 70% of adverse events were deemed by the investigator not to be related to the treatment, and 25% were deemed to have doubtful or possible relation to the treatment. Only 12 of 208 events with doubtful or possible relation to the treatment were severe: upper abdominal pain (2 patients), dyspepsia (2), headache (1), insomnia (1), muscle spasm (1), musculoskeletal stiffness (1), rash (1), rhinitis (1), and sleep disorder (1). The most common adverse events related to treatment were infections (25%), gastrointestinal disorders (16%), musculoskeletal disorders (11%), nervous system disorders (11%) including headache, and psychiatric disorders (5%) including insomnia (table 4). No kidney stones were reported. There were no clinically relevant changes in laboratory values or ECG. No significant differences between the three groups were seen in treatment-emergent adverse events (p=0·74) and serious adverse events (p=0·93).

We noted a difference in ascorbic acid plasma concentrations between groups, consistent with treatment (table 3). The highest mean (106·3 μmol/L [SD 58·0]) was in the group treated with 3 g per day ascorbic acid and the lowest mean (51·6 μmol/L [22·8]) was in the placebo group.

	Placebo (n=62)	1 g ascorbic acid per day (n=56)	3 g ascorbic acid per day (n=61)	p*
(Continued from previous page)				
QMT				
Hand grip, left (kg)				0·08
Baseline	18·1 (14·5 to 23·7)	18·6 (13·9 to 28·6)	17·2 (13·6 to 22·1)	
12 months	17·4 (13·4 to 24·4)	17·1 (12·8 to 25·8)	16·8 (12·7 to 22·2)	
Change	−0·4 (−1·8 to 1·1)	−1·2 (−3·0 to 0·6)	−0·3 (−1·0 to 0·5)	
Hand grip, right (kg)				0·76
Baseline	19·3 (14·9 to 23·6)	19·1 (14·6 to 29·9)	18·2 (13·9 to 23·0)	
12 months	17·0 (13·6 to 23·5)	16·9 (13·8 to 28·8)	17·6 (12·2 to 21·2)	
Change	−1·2 (−2·4 to 0·0)	−1·8 (−2·8 to −0·7)	−1·0 (−2·0 to −0·1)	
Tibialis anterior, left (kg)				0·35
Baseline	6·3 (2·5 to 9·7)	5·5 (3·3 to 8·9)	6·7 (3·3 to 9·6)	
12 months	7·2 (4·7 to 11·5)	7·1 (3·6 to 10·5)	7·3 (3·2 to 12·7)	
Change	1·1 (−0·0 to 2·2)	1·2 (0·1 to 2·3)	0·3 (−0·7 to 1·2)	
Tibialis anterior, right (kg)				0·55
Baseline	7·0 (4·0 to 10·7)	5·9 (3·7 to 9·1)	6·5 (4·1 to 11·5)	
12 months	9·0 (5·2 to 11·8)	7·7 (3·6 to 11·1)	8·0 (4·1 to 11·8)	
Change	1·1 (−0·2 to 2·4)	1·0 (−0·3 to 2·3)	0·9 (−0·2 to 2·0)	
SF-36				
Physical score composite				0·62
Baseline	38·9 (32·8 to 44·9)	37·3 (31·8 to 45·1)	40·6 (32·7 to 47·5)	
12 months	39·6 (31·3 to 45·2)	38·9 (32·5 to 48·4)	42·3 (33·6 to 48·0)	
Change	0·3 (−1·5 to 2·1)	1·7 (−0·8 to 4·1)	0·9 (−0·7 to 2·5)	
Psychological score composite				0·77
Baseline	42·7 (36·2 to 50·3)	46·2 (38·1 to 52·8)	44·5 (34·0 to 52·3)	
12 months	45·9 (37·5 to 51·9)	48·4 (39·6 to 54·0)	45·7 (40·2 to 53·3)	
Change	1·2 (−1·1 to 3·6)	1·1 (−1·5 to 3·8)	2·1 (−0·7 to 4·9)	

Data are mean (SD), median (IQR), or mean change (95% CI). CMTNS=Charcot-Marie-Tooth neuropathy score. CMTES=Charcot-Marie-Tooth examination score. Change=mean value at baseline minus value at 12 months. QMT=quantified muscular testing. CGI-S=clinical global impression severity scale. CMAP=compound muscle action potential. SNAP=sensory nerve action potential. SF-36=medical outcome study short form 36. *p values are for the comparison of all three treatment groups at 12 months, by use of ANCOVA.

Table 2: Effect of treatments on CMTNS, QMT, and SF-36

	Placebo (n=62)	1 g ascorbic acid per day (n=56)	3 g ascorbic acid per day (n=61)	p*
Overall disability sum score				
Baseline	4 (3 to 4)	4 (3 to 4)	4 (3 to 4)	0·22
12 months	4 (3 to 4)	4 (3 to 4)	4 (2 to 4)	
Change	0·0 (–0·2 to 0·1)	–0·1 (–0·3 to 0·1)	–0·1 (–0·4 to 0·1)	
Time to walk 10m (s)				
Baseline	8 (7 to 10)	9 (8 to 11)	9 (7 to 10)	0·38
12 months	7·5 (7·0 to 10·0)	8·0 (7·0 to 10·0)	8·0 (7·0 to 10·0)	
Change	0·0 (–0·6 to 0·5)	–0·5 (–1·2 to 0·1)	–0·3 (–0·7 to 0·1)	
Visual analogue scales				
Tiredness				0·80
Baseline	63 (34 to 73)	53 (34 to 72)	60 (32 to 71)	
12 months	55 (27 to 74)	48 (27 to 71)	44 (29 to 71)	
Change	–3·6 (–10·1 to 2·9)	–5·4 (–12·1 to 1·3)	–7·5 (–14·0 to 1·0)	
Physical pains				0·89
Baseline	37 (17 to 67)	50 (26 to 64)	33 (13 to 64)	
12 months	43 (12 to 67)	48 (18 to 68)	34 (12 to 59)	
Change	–1·5 (–7·7 to 4·7)	–1·3 (–8·5 to 5·9)	–2·5 (–11·5 to 6·6)	
Cramps, contraction				0·47
Baseline	35 (9 to 65)	41 (16 to 69)	30 (7 to 71)	
12 months	27 (5 to 64)	27 (2 to 59)	11 (3 to 43)	
Change	–4·9 (–13·5 to 3·8)	–8·1 (–16·7 to 0·5)	–11·5 (–19·4 to –3·6)	
Walking difficulty				0·91
Baseline	43 (14 to 75)	49 (29 to 77)	52 (19 to 74)	
12 months	40 (12 to 77)	49 (20 to 72)	46 (21 to 70)	
Change	–1·7 (–8·8 to 5·4)	–2·6 (–9·4 to 4·2)	–3·6 (–10·6 to 3·4)	
CGI-S				
Baseline	4·0 (3·0 to 4·0)	4·0 (3·0 to 4·0)	4·0 (3·0 to 4·0)	0·10
12 months	4·0 (3·0 to 4·0)	4·0 (4·0 to 4·0)	4·0 (3·0 to 4·0)	
Change	0·1 (–0·0 to 0·3)	0·1 (–0·1 to 0·3)	0·0 (–0·1 to 0·2)	
Ascorbic acid concentration (μmol/L)				
Baseline	49·2 (28·3)	44·6 (20·1)	48·7 (19·8)	<0·0001
12 months	51·6 (22·8)	86·0 (43·3)	106·3 (58·0)	
Change	4·8 (–4·9 to 14·6)	38·0 (24·2 to 51·7)	56·0 (37·9 to 74·1)	

Data are mean (SD), median (IQR), or mean change (95% CI). Change=mean value at baseline minus value at 12 months. QMT=quantified muscular testing. CGI-S=clinical global impression severity scale. *p values are for the comparison of all three treatment groups at 12 months, by use of ANCOVA.

Table 3: Effect of treatment on overall disability sum score, gait velocity, SF36, visual analogue scale, CGI-S, and ascorbic acid concentrations

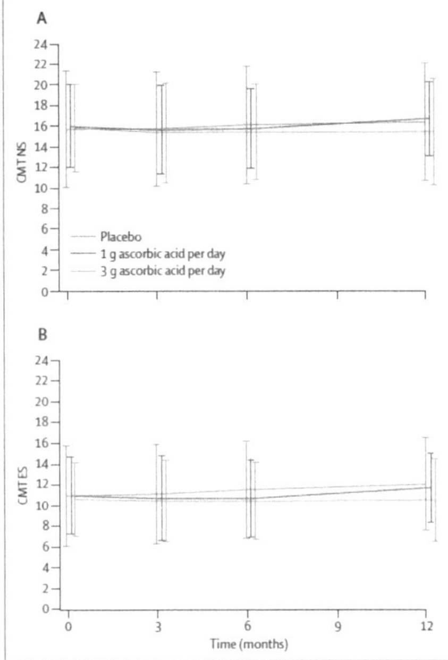

Figure 2: Effect of treatments on CMTNS and CMTES at baseline and at 3, 6, and 12 months
(A) CMTNS. (B) CMTES (post-hoc analysis). Data are mean (SD).

Discussion

Our results did not show any significant difference between the effects of placebo, 1 g ascorbic acid per day, and 3 g ascorbic acid per day on the CMTNS. Neither did we show significant effects for any of the secondary outcome measures, including QMT, gait velocity, overall disability sum score, CGI-S, SF-36, and visual analogue scales for fatigue, pain, cramp, or walking difficulties. The treatment with ascorbic acid for 12 months was safe, with no significant differences in safety between the three groups. In the placebo group, a non-significant increase in CMTNS of 0·5 points was seen after 12 months, consistent with the findings of Shy and colleagues.[26] In the 1 g per day ascorbic acid group, a non-significant increase in CMTNS of 0·7 points was seen, indicating that at this dose treatment with ascorbic acid did not affect disease progression, although in the 3 g ascorbic acid group the CMTNS showed a non-significant decrease of 0·4 points. The CMTNS subsets pin sensibility and vibrations contributed most to differences in scores between groups.

Several reasons could explain the non-significance of the difference in CMTNS between groups. First, we cannot exclude the possibility that ascorbic acid has no effect on the symptoms of CMT1A, although this would be surprising in view of the results from studies in animals.[16–21] Second, at the start of the study, we estimated a five-point difference on CMTNS between treatment groups, based on the only data available (24 patients),[25] and no data were available for the average increase of CMTNS per year. A recent study has shown that the rate of disease progression in CMT1A is an average increase of CMTNS of 0·686 points per year,[26] implying that we underestimated the number of patients needed in our study. Third, a treatment of 12-month duration might not have been sufficient to detect a significant difference on CMTNS.[26,32] A 24-month clinical trial is currently underway in Italy to assess the efficacy and safety of ascorbic acid at 1·5 g per day in patients with CMT1A.[33] Fourth, the results

	Placebo (n=314)	1 g ascorbic acid per day (n=239)	3 g ascorbic acid per day (n=278)	Total (n=831)
Infections	82 (26·1%)	61 (25·2%)	69 (24·8%)	212 (25·5%)
Nasopharyngitis	16 (19·5%)	16 (26·2%)	14 (20·3%)	46 (21·7%)
Gastroenteritis	8 (9·8%)	4 (6·6%)	6 (8·7%)	18 (8·5%)
Cystitis	9 (11·0%)	1 (1·6%)	8 (11·6%)	18 (8·5%)
Gastrointestinal disorders	55 (17·5%)	39 (16·3%)	47 (16·9%)	141 (16·0%)
Abdominal pain upper	9 (16·4%)	6 (15·4%)	9 (19·1%)	24 (17·0%)
Diarrhoea	11 (20·0%)	5 (12·8%)	5 (10·6%)	21 (14·9%)
Dyspepsia	6 (10·9%)	6 (15·4%)	7 (14·9%)	19 (13·5%)
Musculoskeletal disorders	34 (10·8%)	28 (11·7%)	36 (12·9%)	98 (11·0%)
Back pain	5 (14·7%)	15 (53·6%)	14 (38·9%)	34 (34·7%)
Myalgia	5 (14·7%)	1 (3·6%)	4 (11·1%)	10 (10·2%)
Neck pain	6 (17·6%)	1 (3·6%)	2 (5·6%)	9 (9·2%)
Pain in extremities	4 (11·8%)	4 (14·3%)	1 (2·8%)	9 (9·2%)
Nervous system disorders	33 (10·5%)	26 (10·8%)	35 (12·5%)	94 (11·0%)
Headache	23 (69·7%)	25 (96·2%)	28 (80·0%)	76 (80·9%)
Migraine	3 (9·1%)	0 (0·0%)	0 (0·0%)	3 (3·2%)
Involuntary muscle contraction	3 (9·1%)	0 (0·0%)	0 (0·0%)	3 (3·2%)
Carpal tunnel syndrome	1 (3·0%)	0 (0·0%)	2 (5·7%)	3 (3·2%)
Psychiatric disorders	24 (7·6%)	16 (6·6%)	16 (5·7%)	56 (5·0%)
Insomnia	8 (33·3%)	3 (18·8%)	8 (50·0%)	19 (33·9%)
Anxiety	9 (37·5%)	4 (25·0%)	2 (12·5%)	15 (26·8%)
Stress	1 (4·2%)	5 (31·3%)	2 (12·5%)	8 (14·3%)

Values are number of treatment emergent adverse events (%). The three most common adverse events (or four most common, if frequencies were equal) are shown for each preferred term name.

Table 4: **Main treatment-emergent adverse events**

on the CMTES and CMTNS need further research to establish which of these scores would be the most relevant for pharmacological studies. Selecting outcome measures for any trial in an orphan disease is difficult, because there are often no or few small previous trials and few clinically relevant data on the natural history of the disease. Indeed, the primary outcome measure has to be both specific and clinically relevant to the disease and appropriate to detect any change during the time of the study. Our study and others currently underway will help to establish appropriate primary outcome measures and treatment duration for future trials of CMT1A.

There was no significant difference between groups in quality of life according to the SF-36 questionnaire, confirming the results of a previous 2-year prospective study.[34] However, that study did show a significant reduction in muscle strength and sensory function. This discrepancy between progression of clinical features and quality of life could be due to the development of compensatory strategies that help patients to cope with the slow progression of the disease.[34]

Another objective of the study was to test two doses of ascorbic acid to establish the minimum efficacious dose. Both doses were safe after 12 months. However, another study has shown that ascorbic acid at a higher dose (5 g per day) after 24 months in patients with CMT1A was poorly tolerated.[35] Findings of a recent study in children showed that ascorbic acid at about 30 mg/kg per day (corresponding to a dose of 2·1 g per day for an adult of 70 kg) during 12 months was safe and well tolerated but had no effect on study endpoints.[36]

Although we did not find any significant difference in the CMTNS, the post-hoc analysis of the CMTES does suggest that the higher dose of ascorbic acid might have some benefits, as seen in animal studies.[20] Because CMTES is only a part of the CMTNS, previously used by Shy and colleagues[28] but not validated as a full scale,[25,26] the results on this subscale should be interpreted cautiously. Further studies are needed to confirm the clinical significance of these findings, but the post-hoc analysis of CMTES might contribute to future debate about the choice of outcome measures to assess efficacy of treatments for Charcot–Marie–Tooth disease.[32,37,38]

Contributors

JM, DT, MF, SA, OD, JP, and OB contributed to the design of the study. JM was the principal investigator and SA, OD, P-MG, TS, and MNL participated in the study as investigators. LJ, EA, MA-M, and AY participated in the recruitment and contributed to the collection and assessment of data. LA participated in the implementation, the planning, and the coordination of the trial. RB did the genotyping of patients. J-YH wrote the QMT procedure and analysed these data. QMT evaluations were done by J-FR and FV. EJ wrote the statistical analysis plan of the protocol and analysed the data. SP did the literature research, tables, and figures of the paper. SP, JM, OB, and EJ wrote the first draft of the paper. All authors interpreted the data, contributed to the subsequent versions of the versions of the article, and approved the final report.

Scientific Committee—JP, JM, SA, P-MG, OD, J-YH, DT, EJ.
Executive committee—JM, SA, OD, P-MG, M-NL, TS, LA, EJ.
Steering committee—MF, OB.

Conflicts of interest

Ascorbic acid for the treatment of CMT1A is under patent and its application has been registered by INSERM, AFM, and Marseille II University. MF is the one of the inventors of the patent, which has been licensed to Murigenetics. MF and OB participate in the activities of Murigenetics as scientific advisers and are each 15% shareholders in the company. The other authors have no conflict of interest.

Acknowledgments

We thank the physiotherapists of the Institut of Myology Paris (G Ollivier, A Canal), the CIC-UPCET Marseille team (C Villalonga, F Charles Baumel), the CIC Pitié-Salpêtrière Paris team (S Montel), the CIC Lyon team (G Melot, C Cornu), the trial monitor (F Zmirou, CIC-UPCET Marseille team), and the physicians of the Neuromuscular Disease Reference Centre Paris Est (M Hezode, H Turmel). We also thank patients for their participation, AFM (S Braun), and the CMT France Association.

References

1 Skre H. Genetic and clinical aspects of Charcot–Marie–Tooth's disease. *Clin Genet* 1974; **6:** 98–118.

2 Nelis E, Van Broeckhoven C, De Jonghe P, et al. Estimation of the mutation frequencies in Charcot–Marie–Tooth disease type 1 and hereditary neuropathy with liability to pressure palsies: a European collaborative study. *Eur J Hum Genet* 1996; **4:** 25–33.

3 Boerkoel CF, Takashima H, Garcia CA, et al. Charcot–Marie–Tooth disease and related neuropathies: mutation distribution and genotype-phenotype correlation. *Ann Neurol* 2002; **51:** 190–201.

4 Lupski JR, De Oca-Luna RM, Slaugenhaupt S, et al. DNA duplication associated with Charcot–Marie–Tooth disease type 1A. *Cell* 1991; **66:** 219–32.

5 Raeymaekers P, Timmerman V, Nelis E, et al. Duplication in chromosome 17p11.2 in Charcot–Marie–Tooth neuropathy type 1a (CMT1a). The HMSN Collaborative Research Group. *Neuromuscul Disord* 1991; **1:** 93–97.

6 Patel PI, Roa BB, Welcher AA, et al. The gene for the peripheral myelin protein PMP-22 is a candidate for Charcot–Marie–Tooth disease type 1A. *Nat Genet* 1992; **3:** 159–65.

7 Timmerman V, Nelis E, Van Hul W, et al. The peripheral myelin protein gene PMP-22 is contained within the Charcot–Marie–Tooth disease type 1A duplication. *Nat Genet* 1992; **3:** 171–75.

8 Valentijn LJ, Bolhuis PA, Zorn I, et al. The peripheral myelin gene PMP-22/GAS-3 is duplicated in Charcot–Marie–Tooth disease type 1A. *Nat Genet* 1992; **3:** 166–70.

9 Roa BB, Garcia CA, Suter U, et al. Charcot–Marie–Tooth disease type 1A. Association with a spontaneous point mutation in the PMP22 gene. *N Engl J Med* 1993; **329:** 96–101.

10 Valentijn LJ, Baas F, Wolterman RA, et al. Identical point mutations of PMP22 in Trembler-J mouse and Charcot–Marie–Tooth disease type 1A. *Nat Genet* 1992; **2:** 288–91.

11 Vallat JM. Dominantly inherited peripheral neuropathies. *J Neuropathol Exp Neurol* 2003; **62:** 699–714.

12 Robaglia-Schlupp A, Pizant J, Norreel JC, et al. PMP22 overexpression causes dysmyelination in mice. *Brain* 2002; **125:** 2213–21.

13 Young P, De Jonghe P, Stögbauer, et al. Treatment for Charcot–Marie–Tooth disease. *Cochrane Database Syst Rev* 2008; **1:** CD006052.

14 Pareyson D, Marchesi C. Diagnosis, natural history, and management of Charcot–Marie–Tooth disease. *Lancet Neurol* 2009; **8:** 654–67.

15 Sereda M, Griffiths I, Pühlhofer A, et al. A transgenic rat model of Charcot–Marie–Tooth. *Neuron* 1996; **16:** 1049–60.

16 Huxley C, Passage E, Manson A, et al. Construction of a mouse model of Charcot–Marie–Tooth disease type 1A by pronuclear injection of human YAC DNA. *Hum Mol Genet* 1996; **5:** 563–69.

17 Fortun J, Go JC, Li J, Amici SA, Dunn WA Jr, Notterpek L. Alterations in degradative pathways and protein aggregation in a neuropathy model based on PMP22 overexpression. *Neurobiol Dis* 2006; **22:** 153–64.

18 Passage E, Norreel JC, Noack-Fraissignes P, et al. Ascorbic acid treatment corrects the phenotype of a mouse model of Charcot–Marie–Tooth disease. *Nat Med* 2004; **10:** 396–401.

19 Perea J, Robertson A, Tolmachova T, et al. Induced myelination and demyelination in a conditional mouse model of Charcot–Marie–Tooth disease type 1A. *Hum Mol Genet* 2001; **10:** 1007–18.

20 Kaya F, Belin S, Bourgeois P, Micaleff J, Blin O, Fontés M. Ascorbic acid inhibits PMP22 expression by reducing cAMP levels. *Neuromuscul Disord* 2007; **17:** 248–53.

21 Kaya F, Belin S, Diamantidis G, Fontes M. Ascorbic acid is a regulator of the intracellular cAMP concentration: old molecule, new functions? *FEBS Lett* 2008; **582:** 3614–18.

22 European Medicines Agency. Public summary of positive opinion for orphan designation of ascorbic acid for the treatment of Charcot–Marie–Tooth disease type 1a. http://www.emea.europa.eu/pdfs/human/comp/opinion/26571408en.pdf (accessed May 7, 2009).

23 Weber P, Bendich A, Schalch W. Vitamin C and human health—a review of recent data relevant to human requirements. *Int J Vitam Nutr Res* 1996; **66:** 19–30.

24 Hathcock JN, Azzi A, Blumberg J, et al. Vitamins E and C are safe across a broad range of intakes. *Am J Clin Nutr* 2005; **81:** 736–45.

25 Shy ME, Blake J, Krajewski K, et al. Reliability and validity of the CMT neuropathy score as a measure of disability. *Neurology* 2005; **64:** 1209–14.

26 Shy ME, Chen L, Swan ER, et al. Neuropathy progression in Charcot–Marie–Tooth disease type 1A. *Neurology* 2008; **70:** 378–83.

27 Reilly MM, De Jonghe P, Pareyson D. Charcot–Marie–Tooth disease type 1A (CMT1A). 136th ENMC International workshop. *Neuromuscul Disord* 2006; **16:** 396–402.

28 Shy ME, Siskind C, Swan ER, et al. CMT1X phenotypes represents loss of GJB1 gene function. *Neurology* 2007; **68:** 849–55.

29 Tawil R, Forrester J, Griggs RC, et al. Evidence for anticipation and association of deletion size with severity in facioscapulohumeral muscular dystrophy. The FSH-DY Group. *Ann Neurol* 1996; **39:** 744–48.

30 Hogrel JY, Payan CA, Ollivier G, et al. Development of a French isometric strength normative database for adults using quantitative muscle testing. *Arch Phys Med Rehabil* 2007; **88:** 1289–97.

31 Merkies ISJ, Schmitz PIM, Van Der Meché FGA, Samijn JPA, Van Doorn PA, for the Inflammatory Neuropathy Cause and Treatment (INCAT) group. Clinimetric evaluation of a new overall disability scale in immune mediated polyneuropathies. *J Neurol Neurosurg Psychiatry* 2002; **72:** 596–601.

32 Shy M. Ascorbic acid for treatment of CMT1A: the jury is still out. *Lancet Neurol* 2009; **8:** 505–07.

33 Pareyson D, Schenone A, Fabrizi GM, et al. A multicenter, randomized, double-blind, placebo-controlled trial of long-term ascorbic acid treatment in Charcot–Marie–Tooth disease type 1A (CMT-TRIAAL): the study protocol. *Pharmacol Res* 2006; **54:** 436–41.

34 Padua L, Pareyson D, Aprile I, et al. Natural history of CMT1A including QoL: a 2-year prospective study. *Neuromuscul Disord* 2008; **18:** 199–203.

35 Toth C. Poor tolerability of high dose ascorbic acid in a population of genetically confirmed adult Charcot–Marie–Tooth 1A patients. *Acta Neurol Scand* 2008; **120:** 134–38.

36 Burns J, Ouvrier RA, Yiu EM, et al. Ascorbic acid for Charcot–Marie–Tooth disease type 1A in children: a randomised, double-blind, placebo-controlled, safety and efficacy trial. *Lancet Neurol* 2009; **8:** 537–44.

37 Vinci P. Perplexity about the use of the Charcot–Marie–Tooth score in rehabilitation. *Eur J Phys Rehabil Med* 2008; **44:** 473–74.

38 Padua L, Schenone A, Pazzaglia C, Pareyson D. Author's reply. *Eur J Phys Rehabil Med* 2009; **45:** 291–92.

Questions 01 à 03

Question 1 : Parmi les éléments suivants, quel(s) est (sont) celui (ceux) qui justifie(nt) la réalisation de cette étude ? (Une ou plusieurs réponses possibles)

A. Le gène PMP22 est impliqué dans la formation et le maintien de la myéline dans le système nerveux périphérique
B. La maladie de Charcot-Marie-Tooth (CMT) est parmi les plus fréquentes des neuropathies périphériques familiales
C. La prise en charge thérapeutique actuelle permet de freiner l'évolution de la démyélinisation
D. L'acide ascorbique à forte dose inhibe l'hyperexpression du gène PMP22 chez l'homme
E. L'acide ascorbique a obtenu une désignation de médicament orphelin par l'Agence Européenne du Médicament en raison de l'inhibition de l'expression du gène PMP22 chez l'homme

Question 2 : Quel est l'objectif principal de l'étude ?

A. Identifier la dose optimale d'acide ascorbique chez l'homme pour freiner l'évolution de la CMT
B. Démontrer l'efficacité de l'acide ascorbique sur la progression de l'atteinte neuropathique
C. Démontrer le rôle du gène PMP22 dans l'évolution de la neuropathie
D. Démontrer que l'acide ascorbique à fortes doses inhibe l'hyperexpression du gène PMP22
E. Démontrer que l'acide ascorbique améliore la qualité de vie des patients atteints de maladie CMT de type 1A

Question 3 : Concernant le schéma de l'étude utilisé, quelle est (quelles sont) la (les) proposition(s) exacte(s) ?

A. Il s'agit d'une étude clinique de phase 3
B. Il s'agit d'un essai clinique randomisé en double insu
C. Il s'agit d'une étude interventionnelle
D. La clause d'ambivalence permettait d'inclure des sujets présentant une contre-indication à l'acide ascorbique
E. Il s'agit d'un essai randomisé en cross over

Réponses aux questions 01 à 03

Question 01, Réponse juste : A

B : Faux, certes la CMT est la plus fréquente des neuropathies périphériques, mais la justification de l'étude ne repose pas sur cet argument épidémiologique, donc nous ne mettons en réponse juste à la question de la justification que A

C : Faux, la prise en charge thérapeutique actuelle reste palliative et symptomatique

D, E : Faux, cette démonstration a été faite sur des modèles de rats et de souris transgéniques

Question 02, Réponse juste : B

A : Vrai et Faux, dans l'absolu, la dose optimale d'acide ascorbique aurait pu être évaluée dans cette étude, mais son effet sur l'évolution de la maladie devait d'abord être démontré chez l'homme

C et D: Faux, ces informations mises en évidence dans les modèles animaux ont servi pour construire cette étude de preuve de concept

E : Faux, la mesure de la qualité de vie fait partie des critères secondaires, prise en compte de façon globale

Question 03, Réponses justes : B, C

A : Faux, essai de type phase 2 (recherche d'un effet, et relation dose-effet)

D : Faux, au contraire, la clause d'ambivalence exclut tous les sujets qui pourraient ne pas recevoir l'un ou l'autre des traitements comparés. Ici, les sujets intolérants à l'acide ascorbique ne pouvaient pas être inclus dans l'étude

E : Faux, l'essai est réalisé sur 3 groupes parallèles

Question 4: Quelles sont les propositions exactes concernant la population de l'étude?

A. Les patients étaient évalués dans 3 sites d'étude hospitaliers
B. Les patients atteints de thalassémie étaient exclus car il s'agit d'une maladie familiale
C. Les patients présentant une confirmation génotypique (duplication du bras court du chromosome 17) et une atteinte musculaire distale étaient éligibles pour l'étude
D. Les patients diabétiques présentant une symptomatologie de CMTde type 1A et une confirmation génotypique ont été exclus car l'acide ascorbique peut déstabiliser l'équilibre glycémique
E. Les femmes en âge de procréer étaient exclues de l'étude

Question 5: Concernant la procédure de randomisation, quelle(s) est (sont) la (les) proposition(s) exacte(s) ?

A. Le tirage au sort a permis des effectifs équilibrés dans chaque groupe
B. La stratification du tirage au sort sur le centre et sur le genre a pour objectif d'avoir le même nombre de sujets par centre et selon le genre
C. La stratification du tirage au sort sur le centre et sur le genre a pour objectif d'avoir des effectifs comparables selon les 3 groupes de traitement dans chaque centre et chez les hommes et chez les femmes
D. La séquence de randomisation préparée par une structure de recherche indépendante (CLIPA Clinical Packaging) était conservée dans chacun des 3 centres afin d'assurer l'inclusion des patients éligibles dans l'étude
E. Cette procédure permet de limiter le biais d'information dans l'étude

Question 6: Concernant les traitements comparés dans l'étude, quelle(s) est (sont) la (les) proposition(s) exacte(s) ?

A. Les traitements ont été administrés sous la forme de gélules identiques pour limiter le biais de sélection
B. La forme extérieure des gélules données aux patients participant à l'étude devait permettre de reconnaître facilement leur contenu en cas de survenue d'événement indésirable
C. La préparation des gélules par une structure de recherche indépendante (CLIPA) permettait de diminuer le biais d'information

D. Le groupe placebo recevait un traitement pour 12 mois composé de 3 gélules par jour contenant chacune 1 gramme de lactose

E. Le poids des gélules contenant le principe actif (acide ascorbique) était équivalent, quelle que soit la dose unitaire d'acide ascorbique

Réponses aux questions 04 à 06

Question 04, Réponses justes : A, C

B : Faux, l'existence d'une thalassémie était une contre-indication en raison du risque lié à l'acide ascorbique.

D : Faux, les patients atteints d'une neuropathie périphérique secondaire ont été exclus en raison des causes différentes de la neuropathie, non médiées par l'activité du gène PMP22.

E : Faux, elles pouvaient être inclues si elles avaient une contraception active efficace.

Question 05, Réponse juste : C

A, E : Faux, le tirage au sort a pour objectif de limiter le biais de sélection

B : Faux, la stratification a pour objectif d'équilibrer les effectifs de chaque groupe de traitement dans chaque strate

D : Faux, la séquence de randomisation est restée centralisée jusqu'à la fin de l'étude et le gel de la base de données, pour éviter toute contamination pendant l'étude (biais de sélection)

Question 06, Réponses justes : C, D, E

A et B : Faux, l'apparence identique permet le maintien de l'insu, c'est-à-dire la minimisation du biais d'information. Il ne faut surtout pas que la nature du traitement soit identifiable, quel que soit le groupe.

Question 07 : Concernant les médicaments utilisés dans l'étude, quelle(s) est (sont) la (les) proposition(s) exacte(s) ?

A. Les médicaments agissant sur le système nerveux étaient interdits pendant toute la durée de l'étude
B. Les benzodiazépines de ½ vie courte étaient autorisées car elles n'ont pas d'effet myorelaxant
C. Les médicaments utilisés de façon chronique pouvaient être poursuivis pendant l'étude, à condition de ne pas être pris la veille des visites d'évaluation, pour ne pas perturber la prise des traitements à l'étude
D. Les patients débutaient la prise du traitement de l'étude le lendemain de la randomisation afin de permettre la présentation de l'étude et la signature du consentement de participation
E. La dose maximale d'acide ascorbique utilisée dans l'étude était estimée au prorata de la dose par kilogramme de poids du corps ayant eu un effet bénéfique chez le rat

Question 08 : Concernant les critères de jugement utilisés dans l'étude, quelle(s) est (sont) la (les) proposition(s) exacte(s) ?

A. Il s'agit de critères qualitatifs et subjectifs
B. Le score CMTNS est spécifique de la CMT
C. Le score CMTNS varie de 11 (invalidité modérée) jusqu'à 36 (invalidité totale)
D. Le score CMTES est un score validé contenant 7 items combinant l'examen clinique et la qualité de vie des patients atteints de CMT
E. Le critère de jugement principal permet de mesurer la progression de la neuropathie

Question 09: Comment les auteurs ont-ils justifié la taille de leur étude?

A. Ils ont utilisé les données des 24 premiers patients inclus dans l'étude pour estimer la variation possible du score CMTNS au cours de l'évolution de la maladie
B. La différence attendue considérée comme cliniquement intéressante était de 5 points sur le score CMTNS entre les groupes
C. Les auteurs ont augmenté le nombre de sujets à inclure dans le groupe placebo en raison d'un risque important de sorties prématurées d'étude pour inefficacité
D. La puissance a priori de l'étude était de 95%

E. L'écart-type retenu pour prendre en compte la variabilité du critère de jugement choisi (le score CMTNS), indique que dans la population de l'étude, la valeur du score CMTNS variait d'un minimum d'environ 7 points à un maximum d'environ 22

Réponses aux questions 07 à 09

Question 07, Réponse juste : C

A : Faux, non, seulement ceux ayant un impact potentiellement délétère sur la conduction nerveuse.

B : Faux, toutes les benzodiazépines ont un effet myorelaxant qui peut masquer l'effet de la neuropathie. Les benzodiazépines à ½ vie courte (<20 heures), étaient autorisées à condition d'être interrompues au moins 24heures avant la mesure des critères de jugement, car elles présentaient peu de risque d'avoir un effet rémanent.

D : Faux, l'information et la signature du consentement doivent précéder la randomisation, soit dès la première visite

E : Faux, la dose maximale utilisée est celle autorisée en France dans les supplémentations vitaminiques disponibles sur le marché.

Question 08, Réponses justes : B, E

A : Faux, il s'agit de critères quantitatifs combinant des mesures objectives et subjectives.

C : Faux, il varie de 0 (absence de symptôme neurologique et électromyographie normale) à 36

D : Faux, le score CMTES est un score validé contenant 7 items cliniques.

Question 09, Réponse juste : B

A : Faux, les données de 24 patients indépendants de cette étude ont été utilisées pour estimer les paramètres du critère de jugement principal (moyenne et écart-type). Par contre la variation attendue de 5 points pour le score CMTNS en fin d'étude ne reposait pas sur une expérience clinique, cette information n'étant pas disponible au moment de la planification de l'étude.

C : Faux, le nombre de sujets a été augmenté de façon équivalente dans tous les groupes pour anticiper les sorties précoces.

D : Faux, la puissance a priori était de 90% (risque bêta égal à 10%)

E : Faux, la valeur de l'écart-type indique la variabilité de la mesure du score CMTNS. En soustrayant et en ajoutant la valeur de l'écart-type à la moyenne observée dans l'échantillon (ici valeur estimée sur l'échantillon de 24 sujets atteints de CMT), on obtient les bornes (inférieure et supérieure) de l'intervalle à 95% de la moyenne du score estimé.

Question 10 : Concernant les caractéristiques principales de la population de l'étude à l'inclusion, quelle(s) est (sont) la (les) proposition(s) exacte(s) ?

A- L'analyse étant en intention de traiter, elle a porté sur les 180 sujets enrôlés dans l'étude

B- La majorité des patients inclus sont des femmes

C- Les scores CMTNS et CMTES étaient similaires entre les groupes, car les patients atteints de comorbidités étaient exclus de l'étude

D- L'analyse en intention de traiter a pour objectif d'estimer la robustesse du critère de jugement de l'étude en faisant varier la population d'analyse

E- Les symptômes cliniques rapportés par les patients concernaient principalement des contractures musculaires et des douleurs physiques

Question 11 : L'étude avait pour objectif de mesurer la sécurité d'emploi de fortes doses d'acide ascorbique dans le contexte de la CMT de type 1A. Quelle(s) est (sont) la (les) proposition(s) exacte(s) ?

A. Le tableau 4 permet de comparer la proportion de sujets dans chaque groupe ayant présenté au moins un événement indésirable au cours du suivi

B. La comparaison des événements indésirables graves entre les 3 groupes montre que l'acide ascorbique à forte dose (3 grammes par jour), n'entraine pas d'effet indésirable particulier

C. L'analyse des événements indésirables a été réalisée « per protocole », ce qui signifie que seuls les sujets ayant terminé l'étude ont été analysés

D. L'analyse per protocole a inclus 163 sujets

E. 92% des sujets traités par 3 grammes par jour d'acide ascorbique ont présenté au moins un événement indésirable

Question 12 : Les auteurs ont mesuré l'observance aux traitements comparés au cours de l'étude. Quelle(s) est (sont) la (les) proposition(s) exacte(s) ?

A. L'évaluation de l'observance permet de s'assurer du bien fondé du choix de l'analyse en intention de traiter initialement prévu par les auteurs

B. L'observance a été mesurée par le dosage sanguin de l'acide ascorbique en fin d'étude

C. L'observance a été mesurée en estimant le nombre de gélules comptabilisées

D. La mesure de l'observance à la fin de l'étude montrait que 97,9% des sujets ont continué l'étude jusqu'à 12 mois

E. L'observance était moins bonne dans le groupe placebo

Réponses aux questions 10 à 12

Question 10, Réponses justes : B, E

A : Faux, l'analyse en ITT a inclus les 179 sujets randomisés.

C : Faux, les scores étaient similaires probablement grâce à la randomisation (et aux critères de sélection).

D : Faux, l'analyse en intention de traiter a pour objectif de diminuer le biais d'attrition, en incluant dans l'analyse tous les sujets, même ceux qui n'ont pu recevoir le traitement de l'étude pendant toute sa durée, ou qui ont interrompu plus tôt l'étude, quelle que soit la cause.

Question 11, Réponses justes : C, D, E

A : Faux, le tableau 4 donne le nombre absolu d'événements par groupe, un patient pouvant présenter plusieurs événements.

B : Faux, la comparaison ne met pas en évidence de différence statistiquement significative entre les groupes, ce qui n'exclut pas la possibilité d'avoir des effets indésirables non identifiables dans un échantillon de patients restreint.

Question 12, Réponse juste : C

A : Faux, l'analyse en intention de traiter s'affranchit du niveau d'observance. De plus, ici, l'observance n'a pu être mesurée que chez les sujets qui ont participé à l'étude jusqu'au bout

B : Faux, par le nombre de gélules.

D : Faux, 88% des sujets initialement randomisés ont poursuivi l'étude jusqu'à son terme. 97,9% correspond à l'utilisation moyenne des gélules distribuées.

E : Faux, l'observance n'était pas significativement différente selon les groupes.

Question 13 : Le résultat principal de l'étude est présenté dans le tableau 2. Quelle(s) est (sont) la (les) proposition(s) exacte(s) ?

A. La comparaison entre les groupes a porté sur la moyenne des variations du score CMTNS et CMTES de chaque individu entre le début et la fin de l'étude
B. Les données présentées suggèrent que le score CMTNS évolue d'environ 0,5 point au cours d'une année
C. Un résultat positif est en faveur d'une amélioration de la neuropathie
D. L'acide ascorbique à forte dose a démontré son efficacité sur la réduction des symptômes cliniques de la maladie
E. Les résultats observés sont en faveur d'une amélioration des symptômes neuropathiques sous acide ascorbique

Question 14 : Concernant le résultat sur le score CMTES, les auteurs indiquent qu'il correspond à une analyse post-hoc. Comment faut il interpréter ce résultat ?

A. Cette étude étant réalisée dans le cadre d'une désignation de médicament orphelin, on peut conclure à l'efficacité de l'acide ascorbique à forte dose dans la prévention de la progression de la maladie CMT de type 1A
B. Ce résultat peut être interprété comme le résultat de l'étude puisque le score CMTES est un sous-ensemble du critère de jugement principal CMTNS
C. Etant donné les informations rassurantes sur la sécurité d'emploi de l'acide ascorbique, et un effet favorable sur la sensibilité nociceptive (*pin sensibility*), l'acide ascorbique pourrait être proposé comme traitement de fond dans la CMT de type 1A
D. L'absence de différence statistiquement significative sur le critère de jugement principal peut s'expliquer par une attrition trop importante dans l'étude
E. Les résultats obtenus montrent que l'acide ascorbique ne présente pas d'effet clinique significatif dans la maladie CMT de type 1A

Question 15 : Parmi les éléments suivants, quel(s) est (sont) celui (ceux) qui pourrait (pourraient) être pris en compte pour des recherches futures ?

A. L'évaluation de l'effet de l'acide ascorbique devrait se faire sur un critère plus objectif tel que la survie
B. Le délai de 12 mois peut être insuffisant pour observer un effet objectivable cliniquement sous l'hypothèse d'un effet bénéfique de l'acide ascorbique sur le maintien de la myéline
C. La différence de 5 points entre 2 traitements est peu probable compte tenu du score utilisé pour évaluer l'évolution de la maladie
D. L'acide ascorbique n'a probablement pas d'effet suffisant sur les symptômes de la maladie CMT de type 1A
E. Une étude de cohorte observationnelle permettrait une évaluation plus robuste des potentiels effets à long terme de l'acide ascorbique dans cette pathologie

Réponses aux questions 13 à 15

Question 13, Réponses justes : A, B

C : Faux, c'est le contraire, un changement négatif est en faveur d'un ralentissement de la progression de la maladie.

D : Faux, non significatif.

E : Faux, non significatif.

Question 14, Réponse juste : E

A, B, C : Faux, on ne peut pas conclure, puisque le résultat du critère de jugement principal n'est pas statistiquement significatif. De plus, les analyses sur les critères de jugement individuels augmentent le risque de conclure à tort à une différence qui n'existe pas.

D : Faux, l'attrition était peu importante dans l'étude, et l'analyse a été faite en intention de traiter.

Question 15, Réponses justes : B, C, D

A : Faux, à cette étape, il serait raisonnable de vérifier la capacité d'un traitement à freiner l'évolution de cette maladie qui est très invalidante avant de diminuer l'espérance de vie.

E : Faux, les biais liés à une approche observationnelle rendraient cette évaluation encore moins robuste.

Practice test # 3

BENZODIAZEPINE USE AND RISK OF ALZHEIMER'S DISEASE: CASE-CONTROL STUDY

Le test ci-dessous repose sur un article publié dans le *Bristish Medical Journal* en 2014 (Billioti de Gage S, Moride Y, Ducruet T, Kurth T, Verdoux H, Tournier M, Pariente A, Bégaud B. *Benzodiazepine use and risk of Alzheimer's disease: case-control study.* BMJ. 2014 Sep 9;349:g5205. doi: 10.1136/bmj.g5205).

L'intégralité de cet article ainsi que les commentaires et les réponses des auteurs sont librement accessibles sur le site du journal à l'adresse *http://www.bmj.com/content/349/bmj.g5205.long.*

Les questions de lecture critique sont posées à la suite d'extraits issus de l'article.

Question 1 : Quels sont les objectifs de l'étude ?

A. Décrire le mécanisme d'action des benzodiazépines impliqué dans la survenue de démence de type Alzheimer
B. Rechercher une association entre exposition aux benzodiazépines et survenue de démence de type Alzheimer
C. Rechercher une relation dose-effet entre exposition aux benzodiazépines et survenue de démence de type Alzheimer
D. Comparer le risque de démences de type Alzheimer selon la ½ vie des benzodiazépines
E. Estimer l'incidence des démences de type Alzheimer après exposition aux benzodiazépines

Extrait correspondant à la question # 2

> *While the acute deleterious effects of benzodiazepines on memory and cognition are well documented,*[21] [22] [23] [24] *the possibility of an increased risk of dementia is still a matter of debate. The frequency of symptoms highly correlated with prescription of benzodiazepines (anxiety, insomnia, and depressive disorders) increases in the years before a diagnosis of dementia.*[25] [26] [27] [28] *Hence, benzodiazepines might not cause the disease but rather be prescribed to treat its prodromes. Adjustment for such a reverse causality bias is not easy in observational studies as prodromes are often not recorded as such. It might consist in the demonstration of a delayed risk*[9] *or in the censoring of information on exposures started during the suspected prodromal phase.*

Question 2 : Quelle est la justification physiopathologique de cette étude ?

A. Les benzodiazépines ont un effet délétère sur les fonctions cognitives lors d'une exposition aiguë
B. Les premiers symptômes observés chez les sujets développant une démence de type Alzheimer peuvent être anxiété, dépression et troubles du sommeil
C. Les benzodiazépines ont un effet délétère sur les fonctions cognitives lors d'une exposition chronique
D. L'apparition de démence de type Alzheimer est très précoce après exposition aux benzodiazépines
E. Le biais suspecté de causalité inverse est dû à l'amélioration des fonctions cognitives lors de l'arrêt des benzodiazépines

Question 3 : La table 1 de l'article présente la demi-vie d'élimination de différentes benzodiazépines disponibles au Québec, ainsi que leur indication. Quelles sont les propositions exactes concernant ces données ?

A. La ½ vie d'élimination correspond au temps nécessaire pour qu'une benzodiazépine soit éliminée de l'organisme
B. Le bromazépam sera complétement éliminé en 2 jours
C. Les benzodiazépines à ½ vie courte sont préconisées chez le sujet âgé car leur délai d'action est plus court
D. Chez le sujet âgé, la ½ vie d'élimination est en général augmentée

E. Le diazépam (à visée hypnotique) et le flurazépam (à visée hypnotique) sont les benzodiazépines de choix chez le sujet âgé

Réponses aux questions 01 à 03

Question 01, Réponses justes : B, C, D

A : Faux, cette étude ne permettra pas d'élucider le mécanisme d'action, il faudrait d'abord avoir des arguments de causalité pour proposer un modèle expérimental permettant d'explorer les mécanismes en jeu.

E : Faux, impossible puisqu'il s'agit d'un schéma d'étude cas-témoins, dont l'effectif global est déterminé à partir du nombre de cas.

Question 02, Réponses justes : A, B

C : Faux, les benzodiazépines ont un effet délétère démontré sur les fonctions cognitives uniquement dans des conditions aiguës.

D : Faux, le délai d'apparition est probablement long (au moins plusieurs mois), il n'est pas connu, car souvent la phase prodromale de la maladie n'est pas identifiée comme telle, car elle est non spécifique, surtout chez le sujet âgé.

E : Faux, le biais de causalité inverse (*reverse causality bias*) ici est suspecté à cause de la phase prodromique marquée par des symptômes non spécifiques (anxiété, troubles du sommeil etc.) susceptibles de conduire à la prescription d'une benzodiazépine anxiolytique ou hypnotique.

Question 03, Réponse juste : D

A : Faux, la ½ vie d'élimination correspond au temps nécessaire pour que la concentration plasmatique diminue de moitié.

B : Faux, la ½ vie du bromazépam étant de 20 heures en moyenne, il faudra 7 ½ vies pour l'éliminer complètement de l'organisme (soit presque 7 jours), mais ce sera probablement plus long chez le sujet âgé.

C : Faux, les benzodiazépines à ½ vie courte sont préconisées car elles limitent le risque d'accumulation.

E : Faux, ces 2 benzodiazépines à ½ vie longue doivent être évitées chez le sujet âgé, d'autant plus qu'elles sont métabolisées en métabolites actifs qui vont participer à l'effet cumulatif.

Extrait correspondant à la question # 4

People were eligible for inclusion as cases for the study if they met the following criteria: a first diagnosis (index date) of Alzheimer's disease (ICD-9[1] : 331.0) recorded during the study period without any record of another type of dementia at the index date or before; absence of any anti-dementia treatment before index date; and at least six years of follow-up before the index date. Each person with dementia (case) was matched on sex, age group (...), and duration of follow-up (...) at the index date with four controls

Question 4 : Quelles sont les propositions exactes concernant la population de l'étude ?

A. Tous les sujets affiliés à la RAMQ de plus de 65 ans étaient potentiellement éligibles
B. Les cas de démence de type Alzheimer ont été tirés au sort parmi les 38 741 sujets avec un diagnostic de démence
C. Les cas de démence de type Alzheimer devaient présenter au moins un diagnostic de démence selon la CIM-9 ou une exposition à un médicament spécifique de la démence (mémantine ou anticholinestérases)
D. La date index des cas a été déterminée comme la date à laquelle était enregistré un diagnostic de démence pour la première fois dans la base
E. Chaque cas a été apparié sur le sexe, la classe d'âge et la durée de suivi à 4 témoins tirés au sort dans l'ensemble des sujets enregistrés dans la RAMQ

Question 5 : Quel est l'intérêt des critères d'inclusion choisis par les auteurs ? (Citez les propositions exactes).

A. Les cas et les témoins sont issus de la même population
B. La restriction d'inclusion des cas avec un premier diagnostic à partir de 2006 permet de s'assurer que les sujets ont un recul d'au moins 5 ans pour mesurer l'exposition aux benzodiazépines
C. Ce délai permet d'être sûr que l'exposition aux benzodiazépines est postérieure à 2000
D. Le choix du code CIM9 331.0 garantit qu'il s'agit bien de patients avec une démence de type Alzheimer

---

1 International classification of disease, ninth revision

E. Ces critères garantissent que les sujets témoins ne sont pas atteints de démence de quelque type que ce soit

Extrait correspondant à la question # 6

Exposure assessment

Benzodiazepine use was assessed with dispensation claims recorded in the RAMQ database./.../ Treatments initiated less than five years before the index date were not considered as this could convey a reverse causality bias. Therefore, exposure was ascertained in a time window ranging from five to 10 years (maximum duration of follow-up) before the index date.

Exposure was described according to three criteria: "Ever use: at least one claim for a benzodiazepine during the above defined time window"; Cumulative dose computed /.../ during the study time window and converted it into a number of prescribed daily doses (PDDs) by dividing it by the average daily dose /.../. Therefore, one PDD corresponded to an average one day exposure. Three cumulative dose categories were considered: 1-90 PDDs—that is, cumulative exposure ≤3 months; 91-180 PDDs—3-6 months; >180 PDDs—>6 months (long term users); Drug elimination half life /.../. People without any claim for benzodiazepines during the study time window were categorised as non-users and served as reference for the analyses.

To conduct a sensitivity analysis, we pushed the index date back one year to take into account a potential delay between the onset of disease and the recording of diagnosis in the RAMQ database. The exposure time window then became the period between 6 and 10 years prior to diagnosis (index date).

Question 6 : Comment est mesurée l'exposition chez les cas et chez les témoins ?

A. L'exposition aux benzodiazépines a été déterminée rétrospectivement à partir des données de remboursement

B. L'exposition a considéré l'ensemble des benzodiazépines prescrites et remboursées dans la RAMQ quelle que soit l'indication ou la durée de prescription

C. Les sujets ont été considérés comme exposés si ils avaient au moins une délivrance de benzodiazépine remboursée avant la date index

D. L'exposition médicamenteuse a été considérée selon le niveau d'exposition exprimé en dose prescrite journalière pour explorer une éventuelle relation dose-effet

E. Les sujets n'ayant jamais reçu de remboursement de benzodiazépines depuis leur enregistrement dans la RAMQ ont été considérés comme jamais exposés (non users)

Réponses aux questions 04 à 06

Question 04, Réponses justes : A, D, E

B : Faux, les cas de démences retenus étaient des cas incidents, par élimination des sujets ayant reçu des médicaments de la démence avant la 1ère date indiquant un code CIM-9 de démence.

C : Faux, les cas de démence ont été définis par les codes diagnostiques de démence uniquement (pas par les médicaments).

Question 05, Réponses justes : A, B

C : Faux, les sujets entrent dans l'étude à partir de 65 ans, ce délai ne permet donc pas de s'affranchir d'une éventuelle exposition avant 2000, pour les sujets entrant dans la base à 65 ans cette année là.

D : Faux, le code de la CIM-9 n'est pas très spécifique et, compte-tenu de la nature de la base de données et des règles éthiques d'accès, il n'y a pas de contact direct avec les patients et aucun moyen de vérification de la validité du diagnostic. D'ailleurs, page 3 de l'article, il est indiqué que 72% des sujets définis comme déments ont reçu des médicaments de la démence, ce qui nécessite dans le système québécois une évaluation initiale et un suivi de la démence. Les auteurs argumentent que pour cette raison il est peu probable qu'il y ait un biais de classification (*diagnostic misclassification*), mais pour autant, on peut s'interroger sur les 28% de sujets définis comme déments qui n'ont jamais reçu de médicaments spécifiques.

E : Faux, pour les mêmes raisons que discuté plus haut, le code diagnostic n'est pas spécifique, et le diagnostic peut être posé, lorsqu'il l'est, avec un délai parfois très long, entre la manifestation des premiers symptômes, et un diagnostic posé.

Question 06, Réponses justes : A, B, D, E

C : Faux, l'exposition aux benzodiazépines n'a été considérée que si elle était présente dans un délai d'au moins 5 ans avant la date index (6 ans dans l'analyse de sensibilité) pour essayer de limiter le biais de causalité inverse.

Question 7 : Quels sont les biais potentiels liés à la mesure de cette exposition ? (Citer les réponses exactes).

A. biais de mémorisation
B. biais d'information
C. biais de confusion
D. biais de sélection
E. aucun de ces biais

Question 8 : Quel est l'intérêt de la prise en compte de facteurs tels que la pression sanguine artérielle, les antécédents d'infarctus ou d'AVC, de diabète, de troubles d'anxiété, de dépression dans l'analyse statistique ?

A. Ces facteurs sont potentiellement associés à la consommation de benzodiazépines
B. Il s'agit de facteurs de confusion
C. L'anxiété peut être un des prodromes de la démence
D. L'hypertension artérielle ou les antécédents d'AVC peuvent être à l'origine de démence vasculaire
E. Leur prise en compte permet de limiter le biais d'attrition

Question 9 : Quelle est (quelles sont) la (les) proposition(s) exacte(s) concernant la population de l'étude ?

A. 38741 nouveaux cas de démence ont été enregistrés dans la base RAM-Q entre 2000 et 2009
B. Seuls les sujets bénéficiant de la couverture santé publique (*public drug plan*) étaient incluables dans l'étude
C. La cause d'exclusion majoritaire pour les cas de démence était l'absence de recul suffisant (moins de 6 ans)
D. Le nombre de sujets n'ayant pas de diagnostic de démence et présents dans la base RAM-Q depuis au moins 6 ans pendant la période 2000-2009 était de 7184
E. La majorité des cas et des témoins avait un recul d'au moins 8 ans dans la base de données

Réponses aux questions 07 à 09

Question 07, Réponse juste : B

A : Faux, au contraire, le recours à une base de données pour la mesure de l'exposition écarte le biais de mémorisation, puisque cette information a été enregistrée au fil de l'eau de façon prospective et exhaustive (pour les médicaments prescrits et remboursés), et indépendamment du classement comme cas ou témoin.

C, D, E : Faux, ce mode de recueil n'influence aucunement ce type de biais.

Question 08, Réponses justes : A, B, C, D

E : Faux, le biais d'attrition ici est pris en compte par la nécessité d'un enregistrement d'au moins 6 ans dans la base.

Question 09, Réponses justes : B, E

A : Faux, il s'agit du nombre de sujets avec un diagnostic de démence dans la période d'extraction (prévalents ou incidents) tirés au sort parmi l'ensemble des sujets avec ce diagnostic dans l'ensemble de la base.

C : Faux, c'est l'état prévalent (31769 sujets) qui était la cause majoritaire.

D : Faux, c'est le nombre correspondant à 4 témoins pour les cas sélectionnés.

Question 10 : Concernant l'évaluation du risque dans cette étude, quelle est (quelles sont) la (les) proposition(s) exacte(s) ?

A. Les facteurs associés à la démence de type Alzheimer ont été explorés par un modèle de régression logistique conditionnelle
B. L'indicateur de risque choisi était un risque relatif accompagné de son intervalle de confiance à 95%
C. Le modèle d'ajustement 1 (*model 1*) n'inclut pas anxiété, dépression et troubles du sommeil car ces facteurs ont été utilisés pour l'appariement des cas et des témoins
D. Ce schéma d'étude permet d'estimer l'incidence de la démence selon l'exposition aux benzodiazépines
E. L'indice de comorbidités de Charlson dont la construction a déjà été validée dans des bases de données de remboursement (*administrative claim databases*) permet de prendre en compte plusieurs pathologies

Question 11 : Les facteurs cités dans la question 8 sont présentés table 2. Quelles sont les propositions exactes concernant ces facteurs ?

A. Les cas diffèrent significativement des témoins concernant l'exposition aux benzodiazépines
B. Les facteurs associés à l'état de démence peuvent constituer des facteurs de confusion
C. L'appariement a pour objectif de limiter le biais de sélection
D. Les cas sont significativement plus âgés que les témoins
E. L'hypertension artérielle et les antécédents d'infarctus du myocarde sont plus fréquemment retrouvés chez les cas

Tableau correspondant à la question # 12

Table 3

Risk of Alzheimer's disease associated with benzodiazepine use (variables assessed five to up to 10 years before diagnosis) in people with Alzheimer's disease (cases) and controls

	No (%) of cases (n=1796)	No (%) of controls (n=7184)	Univariable odds ratio (95% CI)*	Multivariable odds ratio (95% CI)	
				Model 1*†	Model 2*‡
Benzodiazepine ever use:					
Non-users	902 (50.2)	4311 (60.0)	1.00	1.00	1.00
Users	894 (49.8)	2873 (40.0)	1.52 (1.37 to 1.69)	1.51 (1.36 to 1.69)	1.43 (1.28 to 1.60)
Benzodiazepine density exposure (No of prescribed daily doses):					
Non-users	902 (50.2)	4311 (60.0)	1.00	1.00	1.00
1-90	234 (13.0)	1051 (14.6)	1.08 (0.92 to 1.27)	1.09 (0.92 to 1.28)	1.05 (0.89 to 1.24)
91-180	70 (3.9)	257 (3.6)	1.33 (1.01 to 1.75)	1.32 (1.01 to 1.74)	1.28 (0.97 to 1.69)
>180	590 (32.9)	1565 (21.8)	1.85 (1.63 to 2.09)	1.84 (1.62 to 2.08)	1.74 (1.53 to 1.98)
Benzodiazepine elimination half life:					
Non-users	902 (50.2)	4311 (60.0)	1.00	1.00	1.00
Short half life (<20 h)	585 (32.6)	1996 (27.8)	1.43 (1.27 to 1.61)	1.43 (1.27 to 1.61)	1.37 (1.21 to 1.55)
Long half life (≥20 h)	309 (17.2)	877 (12.2)	1.72 (1.48 to 1.99)	1.70 (1.46 to 1.98)	1.59 (1.36 to 1.85)

*Matched for age, sex, and follow-up length.

†Adjusted for high blood pressure (diagnosis or treatment), myocardial infarction (diagnosis), stroke (diagnosis), platelet inhibitors or oral anticoagulant treatment, diabetes mellitus (diagnosis or treatment), hypercholesterolaemia (diagnosis or treatment), comorbidity (diagnosis).

‡Further adjusted for anxiety, depression, and insomnia diagnosis.

Question 12 : Le tableau 3 présente les résultats de la régression logistique explorant les facteurs associés à la démence de type Alzheimer. Quelles sont les propositions exactes ?

A. Le risque de survenue de démence de type Alzheimer est multiplié par 1,5 chez les utilisateurs de benzodiazépines

B. L'analyse montre que plus la durée d'exposition augmente, plus le niveau de l'association est élevé

C. Les résultats de l'analyse selon la quantité d'exposition sont en faveur d'une plausibilité biologique

D. Quelle que soit la façon d'exprimer l'exposition aux benzodiazépines, le niveau de risque observé est constant

E. L'association entre benzodiazépines et démence est statistiquement significative à partir d'une exposition de plus de 3 mois, ce qui est en faveur d'une relation causale

Réponses aux questions 10 à 12

Question 10, Réponses justes : A, E

B : Faux, il s'agit d'un rapport de cotes (*odds ratio*).

C : Faux, ces facteurs n'ont pas été utilisés pour l'appariement, ils n'ont pas été inclus dans le premier modèle, car les auteurs ont considéré qu'ils étaient corrélés à l'exposition. La vérification de cette trop forte corrélation a été faite pour le modèle 2.

D : Faux, c'est une étude cas-témoins, on a fixé a priori le nombre de cas.

Question 11, Réponses justes : A, B, C

D : Faux, ils ont été appariés sur ce critère.

E : Faux, l'hypertension artérielle n'est pas significativement plus fréquente dans un groupe ou l'autre, et les antécédents d'infarctus sont significativement plus fréquents chez les témoins (p=0,03).

Question 12, Réponse juste : B

A : Faux, en fait le risque d'avoir été exposé à au moins une benzodiazépine est 1,5 fois plus élevé chez les cas que chez les témoins.

C : Faux, c'est à partir d'un mécanisme d'action identifié.

D : Faux, il est plus important selon la durée (*density exposure*) et selon la ½ vie.

E : Faux, l'association n'est plus statistiquement significative dans le modèle 2.

Question 13 : Concernant l'analyse principale de l'étude (régression logistique conditionnelle pour la recherche d'une association entre démence et exposition aux benzodiazépines), quelles sont les propositions exactes ?

A. L'anxiété, la dépression et les troubles du sommeil ne sont pas des facteurs de confusion dans cette étude
B. Le fait que la prise en compte des comorbidités somatiques n'influence que peu la valeur de l'estimateur de risque est en faveur de l'absence de confusion dans cette étude
C. Le fait que la prise en compte des comorbidités somatiques n'influence que peu la valeur de l'estimateur de risque s'explique car la population de l'étude présente un niveau de comorbidités élevé et homogène
D. L'analyse de sensibilité permet de diminuer le biais de confusion
E. L'analyse de sensibilité permet de confirmer la relation de causalité

Question 14 : Selon les critères de Bradford Hill, vous diriez dans cette étude que

A. Les benzodiazépines à ½ vie longue sont un facteur de risque de démence
B. Le critère d'antériorité est certainement respecté, puisque les résultats de l'analyse de sensibilité sont les mêmes que ceux de l'analyse principale
C. Avec une augmentation du risque de 51% (modèle 1), ou de 43% (modèle 2), on peut dire que la force de l'association est particulièrement élevée
D. La plausibilité biologique ne peut être pas confirmée à partir de cette étude
E. Le fait que 64,8% des cas et 60,6% des témoins soient toujours sous benzodiazépines à la date index renforce l'hypothèse d'une relation causale

Situation correspondant à la question # 15

Madame X, 81 ans, est suivie pour une hypertension artérielle essentielle traitée par amlodipine 5 mg/j, une hypercholestérolémie traitée par atorvastatine et une arthrose pour laquelle elle prend de temps en temps des AINS. Suite au décès de son mari il y a 5 ans, il lui a été prescrit de la fluoxetine pendant 6 mois et du diazépam, qu'elle utilise encore ponctuellement.

Depuis une hospitalisation il y a 3 mois après une chute dans sa baignoire, elle prend tous les soirs 1 comprimé de nitrazépam pour dormir. Elle vit seule à son domicile, cela fait plusieurs fois qu'elle s'égare en allant faire ses courses, elle vous est adressée pour réaliser un bilan de démence.

Question 15 : Compte tenu des résultats de l'étude que vous venez de lire, quelle réévaluation de la prescription pouvez-vous proposer ?

A. Arrêter le diazépam et le nitrazépam immédiatement
B. Arrêter le nitrazépam et augmenter le nombre de prises de diazépam
C. Substituer progressivement le diazépam par une benzodiazépine à ½ vie courte sans métabolite actif
D. Organiser le maintien à domicile pour gérer notamment la prise médicamenteuse avec un tiers
E. Hospitaliser en urgence pour sevrage

Réponses aux questions 13 à 15

Question 13, Réponse juste : C

A : Faux, la diminution de la force de l'association (valeur de l'*OR*) entre le modèle 1 et le modèle 2 (de 1,5 à 1,4 pour l'*ever use*), suggère que ces facteurs entrainent de la confusion et doivent être pris en compte. Cela dit, cette situation était attendue (cf. commentaires sur les prodromes de la démence).

B : Faux, cette information montre simplement que ces facteurs ne sont pas sources de confusion dans cette étude, car ils sont fréquents et répartis de façon équilibrée.

D et E : Faux, l'analyse de sensibilité montre des résultats similaires, mais pour autant n'a pas d'impact sur une éventuelle confusion résiduelle, ni ne peut confirmer la relation causale.

Question 14, Réponse juste : D

A : Faux, l'étude confirme que les benzodiazépines à ½ vie longue sont plus fréquemment associées à la démence, mais sans argument de causalité, on peut difficilement parler de facteur de risque.

B : Faux, la durée d'évolution de la maladie avant son diagnostic n'est actuellement pas connue, et est certainement très variable en fonction des types de démence.

C : Faux, il s'agit d'une étude cas-témoins, sur base de données médico-administratives, par nature l'indicateur de risque choisi (*Odds ratio*) surestime le niveau de risque. Il n'y a pas de valeur normative, mais une valeur inférieure à 2 ne correspond pas à une force de l'association élevée (d'autant que les bornes inférieures des intervalles de confiance sont proches de 1).

E : Faux, par contre cette information confirme l'effet délétère des benzodiazépines sur les performances cognitives, et peut expliquer en partie l'association observée.

Question 15, Réponses justes : C, D

A, B, E : Faux, pas de sevrage brutal (syndrome de sevrage potentiellement grave chez le sujet âgé, et décompensation liée à une hospitalisation inutile), limiter l'effet des benzodiazépines à ½ vie longue, notamment en raison du risque de chutes majeur.

Bibliographie

DG Altman, I Simera, J Hoey, D Moher, K Schulz. *EQUATOR: reporting guidelines for health research.* Lancet. 2008 Apr 5;371(9619):1149-50. doi: 10.1016/S0140-6736(08)60505-X.

C Beaucage, Y Bonnier Viger, A Morin. *Epidémiologie appliquée : une initiation à la lecture critique de la littérature en sciences de la santé.* Gaetan Morin Editeur. 2009

M Cucherat. *Guide de lecture critique d'un essai thérapeutique* - Médecine thérapeutique, 2006 - jle.com. *http://www.jle.com/fr/revues/met/e-docs/guide_de_lecture_critique_dun_essai_therapeutique_274178/article.phtml*

M Cucherat, M Lièvre, A Leizorovicz, JP Boissel. *Lecture critique et interprétation des résultats des essais cliniques pour la pratique médicale.* Médecine-Sciences Flammarion. 2004

T Greenhalgh. *Savoir lire un article médical pour décider. La médecine fondée sur les preuves au quotidien.* BMJ Publishing Group. Edition française RanD. 2000

T Greenhalgh. *How to read a paper. The Medline database.* BMJ. 1997 Jul 19;315(7101):180-3.

T Greenhalgh. *How to read a paper. Getting your bearings (deciding what the paper is about).* BMJ. 1997 Jul 26;315(7102):243-6.

T Greenhalgh. *How to read a paper. Statistics for the non-statistician. I: Different types of data need different statistical tests.* BMJ. 1997 Aug 9;315(7104):364-6.

T Greenhalgh. *How to read a paper. Statistics for the non-statistician. II: "Significant" relations and their pitfalls.* BMJ. 1997 Aug 16;315(7105):422-5.

T Greenhalgh. *How to read a paper. Papers that report drug trials.* BMJ. 1997 Aug 23;315(7106):480-3.

T Greenhalgh. *How to read a paper. Papers that report diagnostic or screening tests.* BMJ. 1997 Aug 30;315(7107):540-3.

T Greenhalgh. *How to read a paper. Papers that tell you what things cost (economic analyses).* BMJ. 1997 Sep 6;315(7108):596-9.

Haute Autorité de Santé. *Guide méthodologique : Guide d'analyse de la littérature et gradation des recommandations*. 2000.
http://www.has-sante.fr/portail/upload/docs/application/pdf/analiterat.pdf

Haute Autorité de Santé. *Guide méthodologique : Les études post-inscription sur les technologies de santé (médicaments, dispositifs médicaux et actes).* 2011
http://www.has-sante.fr/portail/jcms/c_1191960/fr/les-etudes-post-inscription-sur-les-technologies-de-sante-medicaments-dispositifs-medicaux-et-actes?xtmc=&xtcr=31

D Jolly. *Lecture critique d'articles médicaux. Réussir les ECNi* 4ème édition. Collège universitaire des enseignants de santé publique (CUESP), Editeur: Elsevier Masson. 2015

P Mismetti, S Laporte. *Méthodologie des essais cliniques: pourquoi et pour qui? Les notions essentielles à une lecture critique* - Médecine thérapeutique, 2003 - jle.com.
http://www.jle.com/fr/revues/met/e-docs/methodologie_des_essais_cliniques_pourquoi_et_pour_qui_les_notions_essentielles_a_une_lecture_critique__261586/article.phtml?tab=texte

LR Salmi, JP Collet. Lecture critique des articles médicaux. I: Introduction. La Revue du praticien, 1991

LR Salmi, JP Collet. *Lecture critique des articles médicaux. II: Juger de l'intérêt d'un test diagnostique*. La Revue du praticien, 1991

JP Collet, LR Salmi. *Lecture critique des articles médicaux. III: Comprendre l'histoire naturelle et le pronostic d'une maladie*. La Revue du praticien, 1992

LR Salmi, JP Collet. *Lecture critique des articles médicaux. VI: Champ d'application et limites.* La Revue du praticien, 1992

JP Collet, LR Salmi. *Lecture critique des articles médicaux. V: Juger de l'intérêt d'une nouvelle thérapeutique.* La Revue du praticien, 1992

S Stamenkovic, A Solesse, L Zanetti, P Zagury, M Vray; le groupe Intérêt de santé publique et études post-inscription (ISPEP). *Guide de la Haute autorité de santé (HAS) : les études post-inscription sur les technologies de santé (médicaments, dispositifs médicaux et actes) : principes et méthodes* Therapie. 2012 Sep-Oct;67(5):409-21. doi: 10.2515/therapie/2012065.

Achevé d'imprimer par Corlet, Imprimeur, S.A. - 14110 Condé-sur-Noireau
N° d'Imprimeur : 182208 - Dépôt légal : juillet 2016 - *Imprimé en France*